うつを気楽にいやす本

心の名医モタさんの処方箋本

精神科医 斎藤茂太
イラスト ミューズワーク（ねこまき）

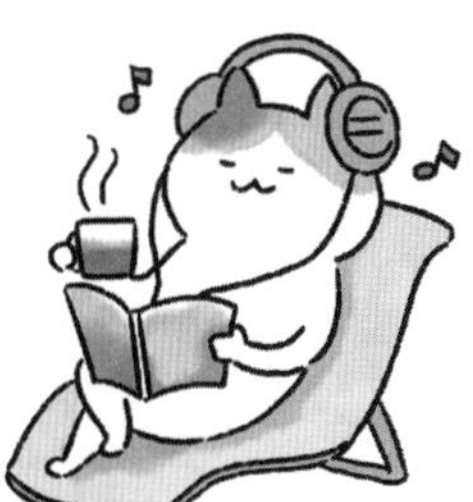

興陽館

あー、いやだなあ。
疲れた。

しんどい。
やるきがおきない。
もしかして、わたし、うつ？
そんなふうに気分が落ちているとき
どうすればいいの？

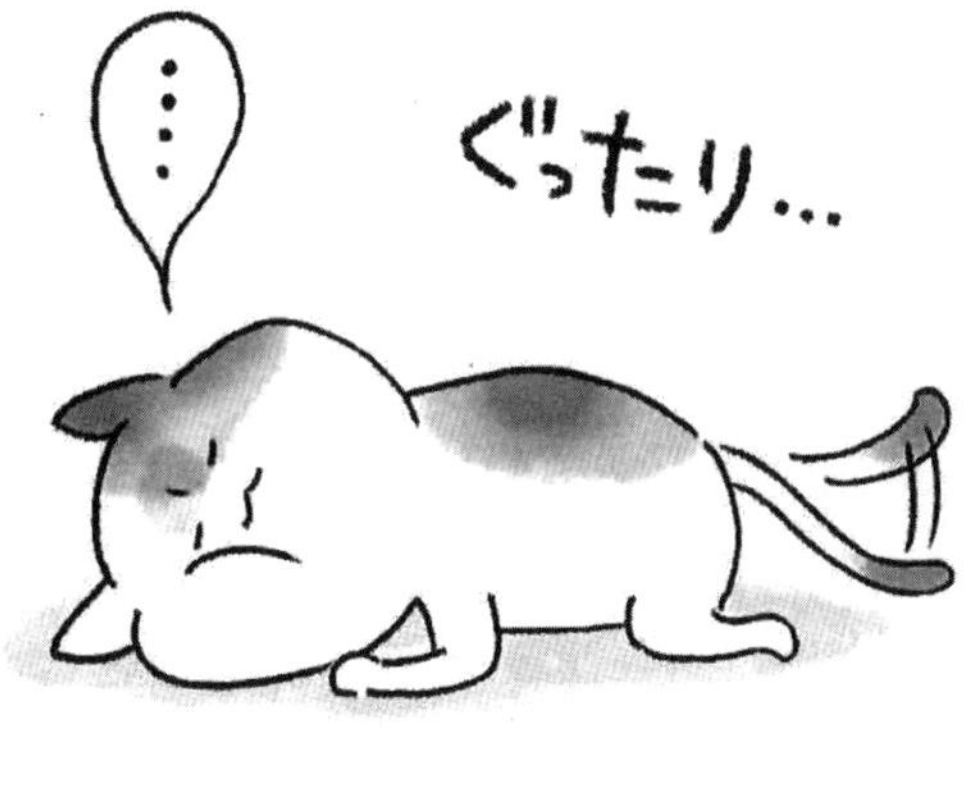
……
ぐったり…

大丈夫。
そんなうつな気分を
気軽にいやすための本です。

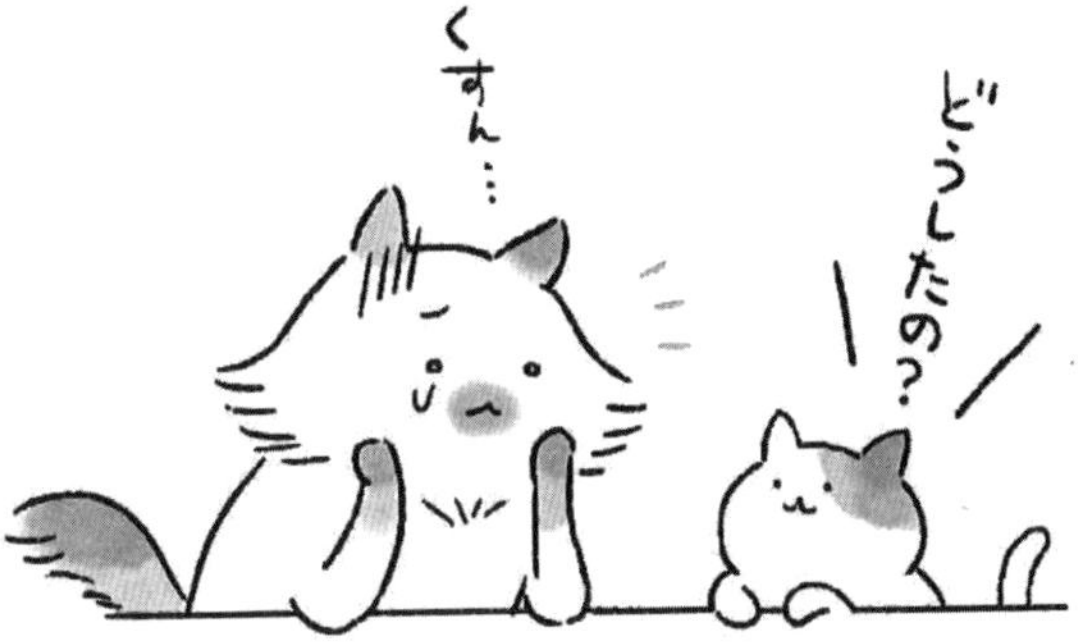
くすん…
どうしたの？

はじめに

心の奥のストレスに気がついたら

人の心はなかなか他人にはわからない。

その人が本当にしあわせなのかどうかも、実際のところはわからない。

一見しあわせそうに見える人も実は心の奥はさまざまで、コインの裏表のように誰もが悩みを抱えていたりする。

一流会社に勤めている、社会的な地位が高い、お金持ちだ、家族や恋人と仲が良い。

このような人たちが心の中までしあわせだとは限らない。

おそらくは会社や上司からのプレッシャーも重く、うっ屈した気分で毎朝、電車に揺られているサラリーマンも多いことだろう。

なにもお金が、うなるほどあるからしあわせというわけでもない。

そういう家庭ではしばしば問題があって、本人は世間の人が思うほどしあわせを感じていなかったりする。

愛人がいて夫婦間がうまくいってなかったり、子どもが親の金をあてにして働く意欲を失ったり、財産の管理が心配で悩んでいたりするのもよくあることだ。

家族や恋人がいても本当のところはうかがい知れない。

暴力、不登校、仮面夫婦、不倫、生活苦、人に言えないストレスを抱え込む人はとても多い。

自殺したいほど苦しんでいる人もあれば、漠然とした不安感にとらわれて毎日気分が優れないと悩んでいる人もいるに違いない。

知らず知らずのうちに心にため込んでしまっているストレスは、いつしか「うつ」状態を引き起こす。

しんどい、やる気がおきない、死にたい。

こんな感情にとらわれてしまう。

本書の読者は、自分はひょっとしたら「うつ」なのかもしれないと考えている人かもしれない。

あるいは精神科に受診している人かもしれない。

そうではなくて、周りにうつ状態の人がいる人かもしれない。

本書でうつとはなにか、もしくはうつの気分転換法や生き方のヒントを求めている人かもしれない。

いまは精神医学の情報はかなり広く行き渡っているので、うつ状態の人やうつに関心を持つ人はとても多いのである。

こうした多くの人に、本書では「うつとはなにか」「うつと気楽につきあう生活術」などについて書いてみた。

私はもとより専門書を書いたわけではない。

本書の読者対象とする年齢もうつの知識にしても幅広い層を想定してみた。そのためケーススタディとして登場させた人たちの年齢、職業などもさまざまである。

彼らのケースを見れば、いま、いかに多くの人がさまざまに「うつ」と格闘しているかがわかるはずだ。

本書を最後まで読んでいただければ、どんな人もなにがしかの有益な情報を手に入れることができると思う。

あなたにもぜひ一つでも二つでもその「心」をつかんでいただければ幸いと思っている。

斎藤茂太

うつを気楽にいやす本
心の名医モタさんの処方箋本

目次

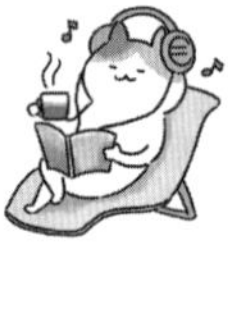

第2章 うつにならない「がんばり過ぎない」働き方

第3章 うつな気分が晴れる暮らし方

第4章

うつの人への上手なサポートと、受け入れるコツ……183

カバー・本文イラスト……ミューズワーク（ねこまき）
装丁……長坂勇司（nagasaka design）

第1章

なんとなくうつ…
これは病気？
それとも気分？

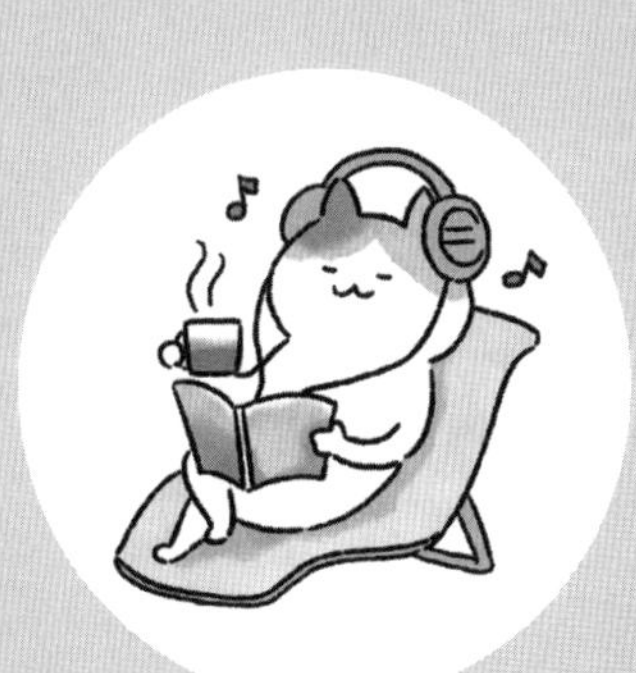

なぜ、うつが増えているのか

うつが増えている。

多くの人がうつな気分に悩んでいる。

病気には至らないまでも、人は大なり小なり、なんらかのストレスにさらされると、うつ状態に陥る。

ストレスという言葉がわかりにくければ、「いやなこと」、「病気」、「悩み」、「苦労」、「疲れ」、「悲しみ」、「寂しさ」、「プレッシャー」、「劣等感」、「多忙」といった言葉と置き換えてもいい。要するに、心をマイナスに向かわせる要素はすべてストレスであり、それによって人は「なんとなく憂うつ」になり、気分が落ち込むわけだ。

「山あり、谷あり」の人生、あしたなにが起こるかなんて誰もわからない。

いらいらやクヨクヨすることは毎日やってくる。

人間は誰しも、うつ状態と無縁で一生を送るなんてことは不可能なことと言えよう。

加えて、現代人はストレスの海で泳がされているようなもの。

成果主義に締め付けられる仕事、リストラされるかもしれない恐怖、家庭経済を直撃するデフレスパイラルに喘ぐ苦しさ、職場や家庭における人間関係へのうっ屈、老親の介護による心身の疲労、体調不良からくる不安……。こうしたさまざまなストレスがそこらじゅうに転がっており、誰もがいつうつ状態に陥ってもおかしくない状況のなかで生活している。

こうした背景もあり、いささか不謹慎な言い方かもしれないが、現代はちょっ

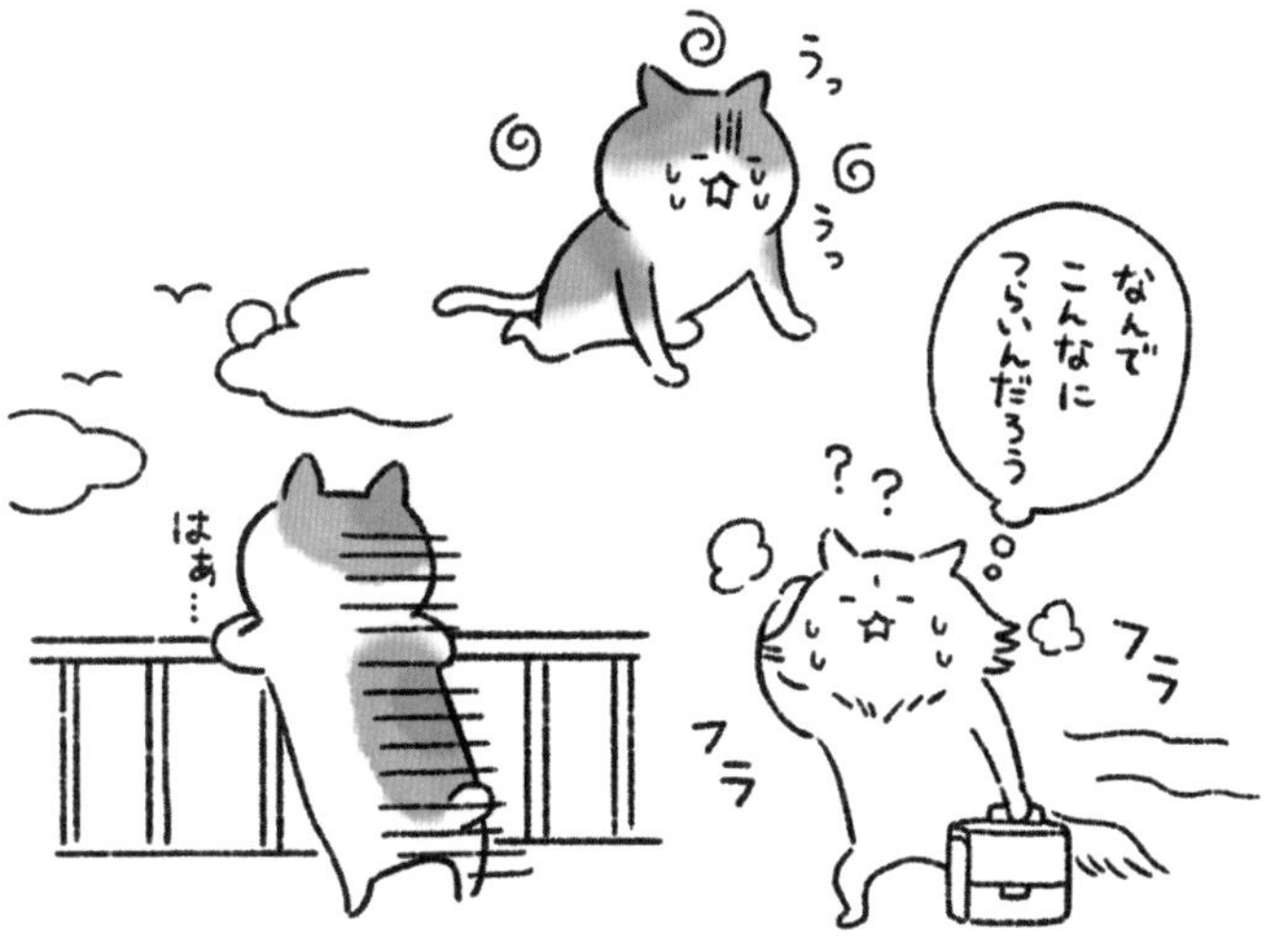
うっ
うっ
なんで
こんなに
つらいんだろう
??
はぁ…
フラ
フラ

とした〝うつブーム〟だ。

〝うつブーム〟が来たとしても不思議ではないストレスフルな現実を、いまという時代が内包しているのである。

実際「医者にかかっていない、または本人がうつとは気づいていない患者も含めると、相当数いるだろう」と指摘する精神科医も多い。

うつ病はここ数年、多くの人々が「自分もかかるのではないか」と恐れる身近な病気として、急浮上しているのだ。

そうした現状を受けて、メディアなどを通じて、うつに関する情報も広く報道されるようになった。おかげで、うつ病に対して以前のようなネガティブなイメージは改善されつつあり、うつ病は精神障害のなかでも最も自己申告しやすい病気になっている。

これ自体は悪いことではない。むしろいいことであり、「精神医療の大衆化」を生涯の目標としている精神科医の私は、喜ばしいことだと実感している。

ただやっかいなのは、病気としてのうつと、悩みとしてのうつ的気分の境界線が非常にあいまいであり、「うつかもしれない」と怯える本人にも、それを診断する医師にも、病気なのか気分なのかの区別が困難だということだ。

なかには、うつを言い訳にしてさぼるような〝偽装《ぎそう》うつ〟の人もいるから、なおさら困ってしまう部分もある。

しかし、仕事でも人間関係でも、失敗したり思い通りにうまくいかないことがあったりすると、「自分はうつ病だからしょうがない」とすべてをチャラにして自分を正当化する、そんなふうにうつ病という病気に疾病利得を見出す人もいたりする。

このように、「自称うつ」の人が増殖していると同時に、マスコミ報道や啓蒙本、インターネットのホームページ等を通して情報を入手し、「私はうつ病だ」と思い込む人が多いのも問題だ。

とはいえ、私自身はうつ病であろうと、放っておいてもなにかをきっかけに短期間で改善される単なるうつ状態であろうと、うつを装っている、あるいはうつだと思い込んでいるだけであろうと、本人が苦しんでいる場合は厳密に分ける必要はないと考えている。

そこで本書では、うつを広い視野で捉え、うつ全般をみつめなおして、うつと上手につき合っていく生活術、思考法などを紹介していきたい。

そもそもうつ病ってなに？

うつ病が疑われる一応の目安は、気分が落ち込むうつ状態が二〜三日で回復するかどうかにある。ストレスに上手に対処できず、過剰に反応して自分の殻に閉じこもってしまうなど、うつ状態が長引き、現実からどんどん遠ざかってしまうようなら、間違いなくうつ病だろう。

さらに、うつ病は症状が軽い「小うつ病」、重い症状が続く「大うつ病」、その中間に位置する「気分変調性障害」の三つに大別される。

もちろん、診断基準はある。うつ病はこれまで、ストレスがきっかけで起こる「心因性うつ病」と、遺伝や素質的な要因で起きる「内因性うつ病」に分類されていた。

つまり、原因によって分類されていたのだが、「内因性にもストレスが関与している」ことが明らかになった最近では、症状から分類するのが一般的になっている。

精神科医にして作家である私の弟、北杜夫が躁うつ病と自称していることは有名な話だ。喜美子夫人によると、弟はちょうど、長編小説「楡家の人びと」を脱稿した後で、しばらくボーッと過ごす日が続いていたそうだ。その後、一転してハイ状態になり、常軌を逸するほど精力的に動き回るようになったという。

当時は数ヶ月単位で躁とうつを繰り返し、やがて弟は「いまはちょっと、うつだ」とか「このところ、躁気味だ」といった具合に自分で診断するようになった。

周知の通り、弟はエッセイなどで、自分が躁うつ病であることをおもしろおかしく書いている。人々が日常会話などで「今日は気分がハイ、躁状態だ」、「なんかブルーな気分、うつ状態だね」などと気軽に口にする、そんな状況をつくった張本人でもある。躁うつ病を世の中に流布した点で、彼は多大な貢献をした一人だと思う。

しかし言うまでもなく、躁うつ病は弟が書いているようなおもしろおかしく語って済まされるような生易しい病気ではない。弟だって躁期には、株で大失敗をしたり、出版社から借金をしたり、周囲をずいぶんと困らせたものだ。

また、「躁になると、一日に何十枚も書ける。うつのときには一行も書けないこともある」と言ってもいた。

がしかし、「ハイな状態で書いた原稿は、後で読み直すと筆が滑り過ぎていて、内容が良くない」というのが現実だったようだ。

躁状態のときは仕事がどんどんはかどることが多いので、むしろいいことのように思われがちだが、実はエネルギーを極端に高めることで、精神の危機的状況を乗り越えようとしているだけのこと。自分の世界に入り込んでエネルギーを温存する方向に向かううつと症状こそ違うものの、大きなストレスにさらされたときの自己防衛という部分では躁もうつも同じなのである。

ただし、躁うつ病は遺伝性の高い病気の一つだと言われている。もちろん、遺伝的な気質が受け継がれるのであって、すべての人が発症するわけではないので、さほど心配しなくてもいい。

事実、私の家系ではおそらく、祖父の紀一が躁うつ質の持ち主だったのではないかと思われるが、私は躁うつ病を発症していない。もっとも、気質としては受け継いだようだ。以前、作家の吉行淳之介氏が私の著書紹介をしてくれたとき、その一文のなかで「この作家はいささか躁病の傾向があるようだ。それも分厚い感じの躁病で……」と指摘された。私は「なるほど、核心をついている」と納得した次第である。

ともあれ、躁うつ病もうつ病の一つ。「躁状態だから躁の薬。うつ状態だからうつの薬」などと安易に自己診断して、勝手に市販の薬を常用するような愚を犯さないよう注意したい。

一口にうつと言えども……

以上に述べた診断基準は、あくまでも症状からうつ病の程度を診るもので、うつになった原因を特定するものではない。うつ病患者は、症状こそ似たり寄ったりだが、原因は患者が背負い込んだストレスの数だけあるのだ。治療において、その原因を突き止めることが重要であることは言うまでもないところである。

そこで、現代によく見られるタイプのうつ病を、事例を交えながらざっと列挙してみよう。「○○症候群」といった具合に、時代を反映した、わかりやすい名前がついているものもあるので、ぜひ参考にして欲しい。

うつ病を知ることは、うつ病を早期発見、早期治療するための第一歩なのである。

異動うつ

会社員に異動はつきもの。そんなときは「新しい環境で、さあがんばろう！と気持ちを奮い立たせたいところだ。しかし、それが事実上の左遷であったり、降格人事による転勤、出向などであったりすると、なかなかそんな気分にはなれない。

大手生命保険会社に勤めるEさんがそうだ。三十歳そこそこの若さで営業所回りから本社の中枢に抜擢されたキャリアを持つ彼は、四十六歳にして本社から静岡支店に異動。「出世コースからはずされた」と落胆したばかりか、家族と離れての単身赴任で孤独感にも苛まれた。

やがて彼は、「支社のヤツらはみんな、陰で俺を落ちこぼれ課長と呼んでいる。妻も子どもも出世の見込みがなくなった俺に愛想を尽かしている」といった被害妄想に囚われ、仕事に対する意欲をどんどん失っていったのである。

左遷や降格というピンチを新しい仕事に挑戦するチャンスの到来だと考えられればいいのだが、「自分はダメな人間だ。この先もう、夢も希望もない」という気持ちになると、マイナス思考の泥沼にはまり、抑うつ症状を来たすようになる。Ｅさんはその典型的な例である。

また、新しい環境にすぐに馴染めない場合も、それが原因でうつになることは意外と多い。

たとえば、自分ではなく自分を支えてくれた部下が異動になり、うつ症状を来たしたB子さん（四十一歳）のような女性もいる。彼女はコンピュータ会社に勤める優秀なエンジニアだったが、事務的な仕事は大の苦手。それでも彼女は自分を尊敬する二人の部下に支えられ、精力的に仕事をこなしてきたのだが、彼らが揃って異動になったときに悲劇が起きた。

新しくやって来た部下はそんな〝事情〟を知らないから、以前のように部下と阿吽《あうん》の呼吸でスムーズに業務を進めることができない。勢い、彼女の仕事はみるみる滞り、机の前でボーッと過ごす時間が長くなった。ほどなく、上司から休業命令が出たという。

Ｂ子さんは部下の異動による環境変化に対応できずにうつ病になったが、転職とか引越し等をきっかけに同じような症状に陥る人は多い。新しい仕事や人間関

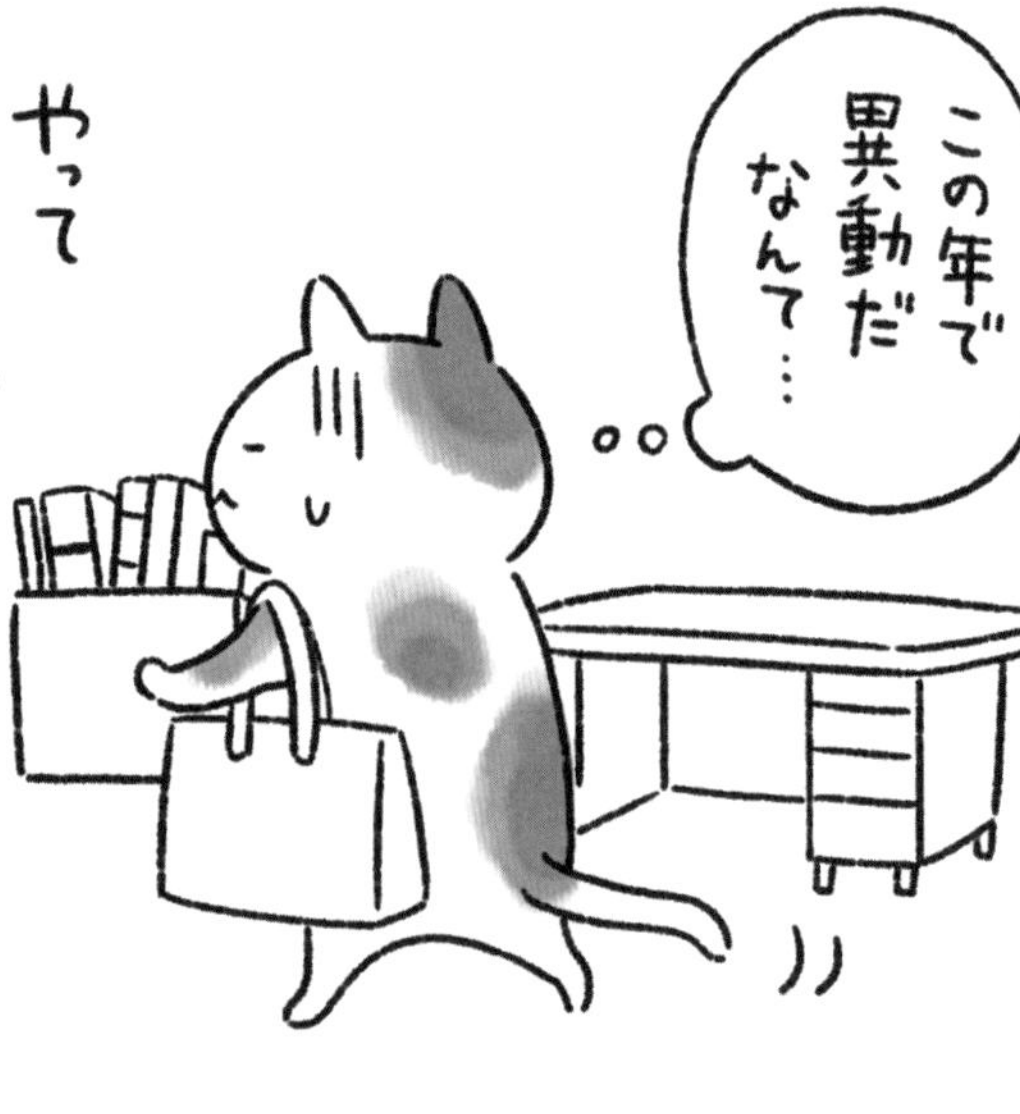

係には誰しも、少なからず戸惑いを感じるし、環境に馴染んでいない分、思い通りに事が運ばないことも多いからだ。「そのうち慣れる」と呑気に構えながら、実際になんらかの喜ばしい出来事があれば、それをきっかけにして元気を取り戻せるものの、失敗続きだと心は塞ぐばかり。事態が好転しないまま、うつ症状が進んでしまう。

昇進うつ

うつ病というと、人の気持ちを憂うつにさせることがきっかけで起こる、つまり仕事をしている人ならすぐに解雇、降格、左遷、出向、転勤、仕事上の失敗、減俸、上司や部下に恵まれない不運といった原因を連想しがちだが、逆に本人にとっても端から見てもしあわせな喜ばしい出来事がうつ病の誘因になることもある。「昇進うつ病」と呼ばれているものがそれである。

販売会社に勤めるＤ夫さん（三十四歳）がそうだった。彼は入社以来、営業畑でがんばり、トップセールスマンとして何度も表彰されるほどの活躍ぶり。その実績が認められて、本社教育部門の管理職に昇進した。もちろん、D夫さんはこの昇進を喜び、「これからは自分のセールススキルを伝えながら、後輩たちを鍛え上げ、後進の育成にがんばろう」と決意も新たにしていたのだ。

ところが、いざ仕事をしてみると、うまくいかない。これまで〝コミュニケーション能力〟で勝負してきた営業活動だったが、教育する側に回ると理論に基づく教育プログラムを構築する能力が求められる。D夫さんは経験値を理論に生かすことが苦手で、たちまち「俺のやり方は通用しないのか……」と落ち込んでしまったのである。

しかも、周囲は「百戦錬磨の営業マンの発想とノウハウがきっと、画期的なプログラムを生み出してくれる」と期待している。責任あるポストについただけに、期待の大きさにも押し潰される結果となったのだ。

D夫さんはしだいに、「人を育てようなんて傲慢だった。俺は一生、一匹狼よろしく現場であくせくするのが似合っている」と昇進前の立場に未練を募らせるようになり、うつ病をこじらせてしまったようだ。

昇進がきっかけでうつ病になるとは、本人にとっても周囲にとっても、思いもよらないこと。プレッシャーをはっきり自覚しているD夫さんのようなケースならともかく、本人も意識していない心の深層で、新ポストに対する漠然とした不安を感じていてうつになることも多いのだ。それだけに、うつ症状が出ても、大半の人が心ではなく体の異常だと考えて精神科を受診しないのが実情である。

荷降ろしうつ

大きな目標を達成したとき、ある種の虚脱感を感じることはないだろうか。一

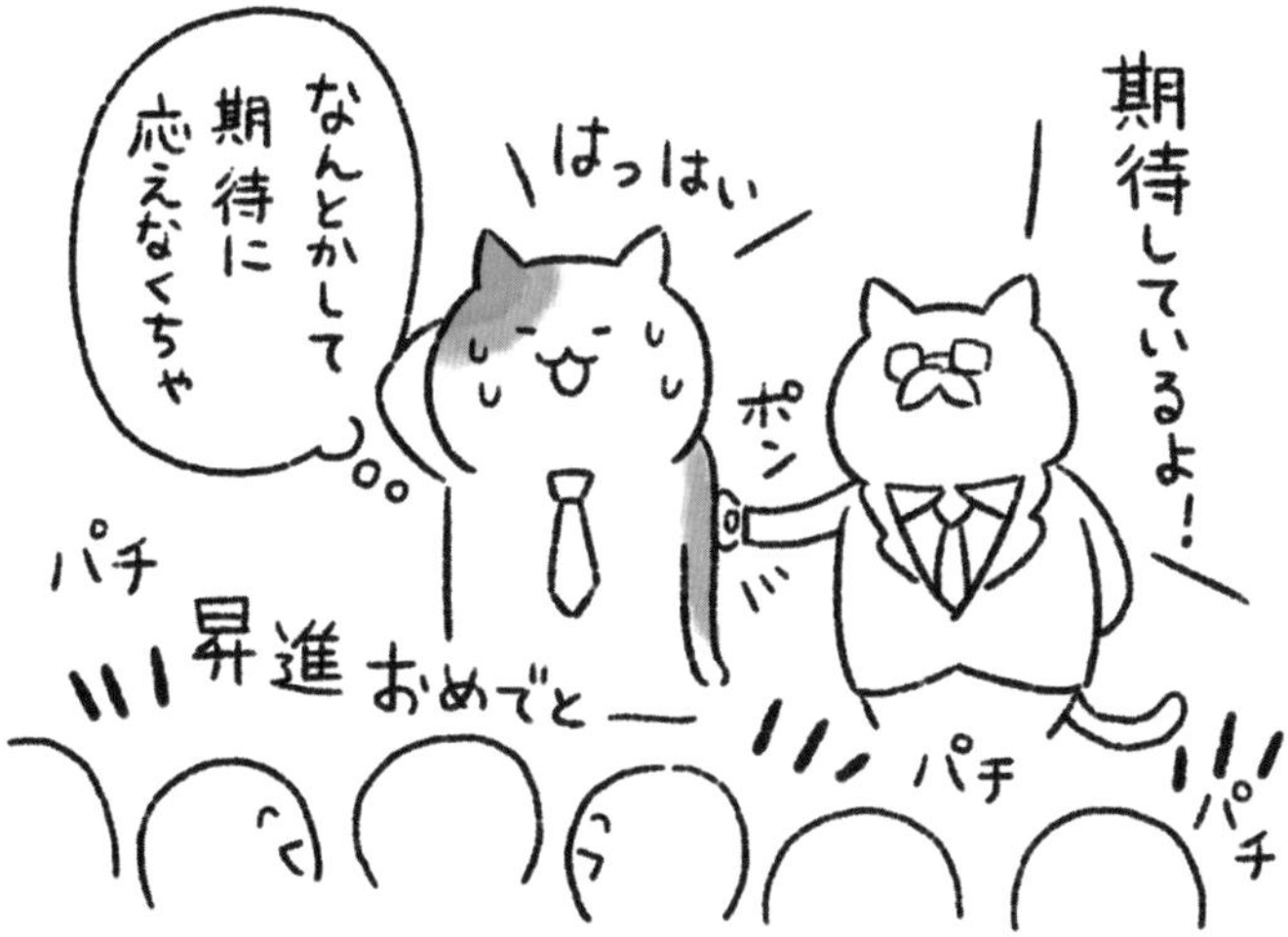
期待しているよ！
はっはい
なんとかして期待に応えなくちゃ
ポン
パチ
昇進おめでとー
パチ
パチ

生懸命勉強してきた学生が、晴れて志望校に合格したとたんにホッとして、なにもやる気がなくなってしまう、そんな症状を思い浮かべるとわかりやすいかもしれない。そんなふうに、重い荷物を降ろしたようなホッとした気分になったときにも、うつ病は起こりやすいのである。

ライターのR代さん（四十一歳）は、この〝荷降ろしうつ病〟を経験した女性だ。彼女はあるテーマで一冊の本を書こうと、本当にがんばっていた。取材に三年を費やし、出版社に持ち込んだその企画が通り、その後丸々二ヶ月間、他の仕事もこなしながら原稿と向き合っていた。

R代さんの様子がおかしくなったのは、彼女の処女作でもある念願の本が完成し、書店に並んだころである。とにかく刊行されることを目標にしてきたR代さんは、「もうなにもしたくない」気分に陥ったのである。

一冊の本を出したからといって一生食べていけるわけではないから、仕事をしないわけにはいかないし、R代さん自身は「この一冊の本をジャンピングボードに、ますますがんばろう」と思っていたのに、「依頼原稿を書こうとパソコンに向かうと、頭が締め付けられるように痛む」と言うのだ。

まさか、いい仕事をした後でうつ病になるとは考えにくいものだが、目標を達成してホッとしたとたんに疲れがドッと出て、それまでのストレスが一気に心身に襲いかかってくることはある。休んでも抜け殻になったような状態から脱することができず、体が日常的な行動や仕事に拒絶反応を示すようなら、うつ病だと考えられる。

同様の意味で、結婚やマイホームの購入がうつ病の誘因になることも少なくはない。嬉しい出来事もまた、うつの原因

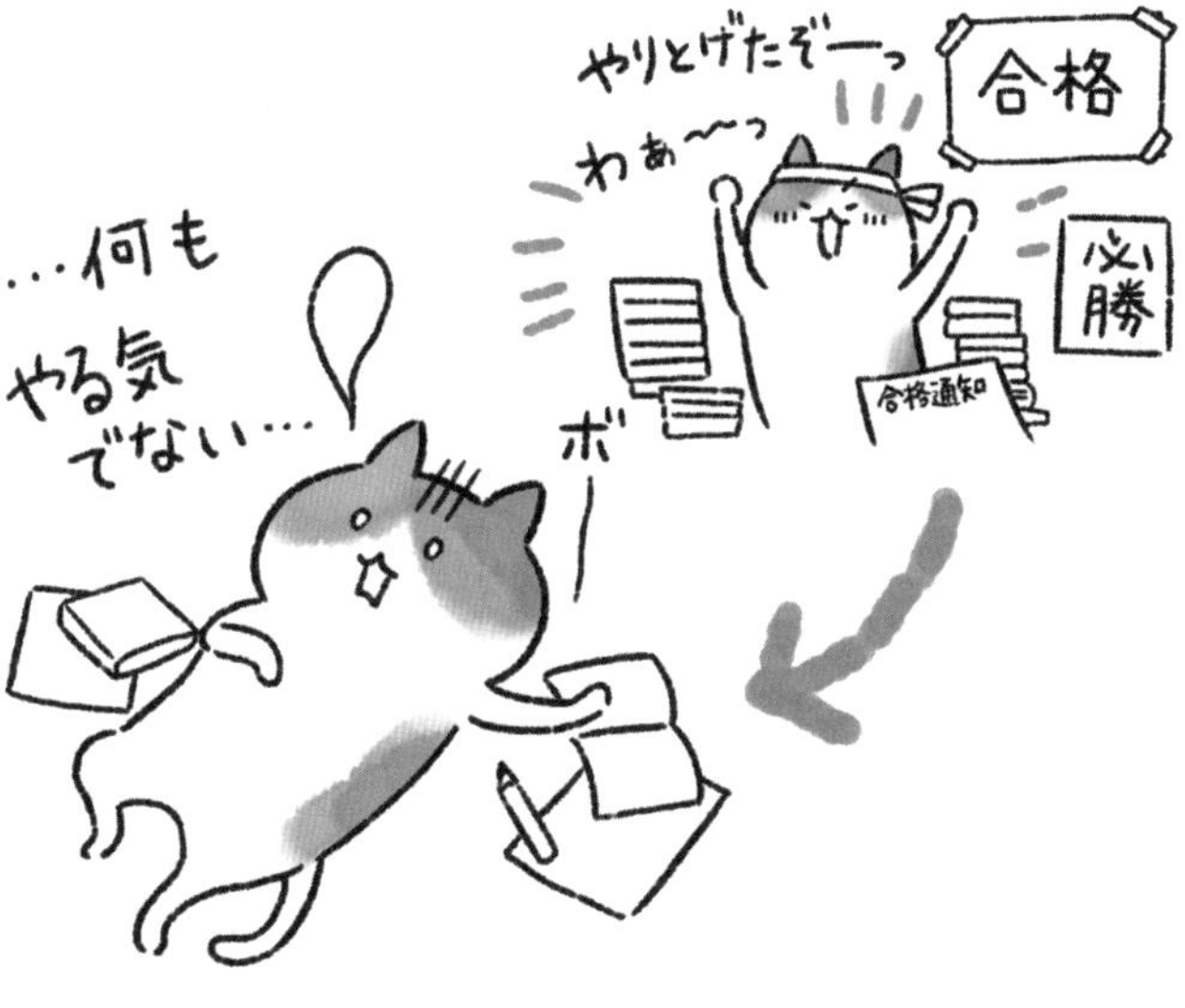

やりとげたぞーっ
合格
わぁ〜っ
必勝
合格通知
…何も
やる気
でない…
ボー

になりうることを気にとめておきたい。

女性はうつにかかりやすい！

うつ病にかかる人は、女性のほうが男性より二〜三倍も多いと言われている。月経周期によるホルモンの変化がうつ病の発症と関連している例もあるし、女性のほうが男性より社会的に弱い立場にあるためにストレスを受けやすいことが要因だとも言われる。

また、出産によって妻から母へと役割が変わったり、子どもが成長して巣立っていったときに母親からまた一人の女性に戻ったり、役割の変化に心がついていけない場合もあるようだ。

女性特有のうつ病とも言えるものを、いくつか紹介しておこう。

＊月経前緊張症候群

「わけもなく落ち込むなあ。これといった理由もないのに、不安感でいっぱいだなあ。どうしてだろうと思っていると、二〜三日後に生理になる」といった経験を、毎月のようにしている女性は多いに違いない。

女性の心身は、およそ一ヶ月周期で変化する女性ホルモンの影響を受けており、症状の程度や現れ方はさまざまだが、なんらかの不快症状に苦しむ人は相当数いるはずだ。これもまた、一種のうつである。

たいていの女性は症状を自覚していながら、「生理の前だけだから……」とやり過ごしているようだが、毎月のように「つらい」時期がやってくるのだから、ガマンすることはない。なかには、「避妊目的で低用量ピルを服用していたが、女性ホルモンをコントロールする副効用から、生理前のいらいらや頭痛が解消した」とか、「月経前緊張症候群だと自覚したら、とにかく休んでリラックスすることにしている。ずいぶん、らくになった」といった例もある。

＊マタニティブルー

出産後の女性が一時的に抑うつ気分になることを称して「マタニティブルー」という。妊娠中に分泌していた胎盤ホルモンがなくなるためにホルモンバランスが急激に変化すること、大きな〝仕事〟を終えた後の心理的な影響などが、原因とされている。

通常、十日前後で「わけもなく気分が沈む」ような症状はなくなるが、そのままうつ状態が続いてうつ病を発症することも少なくないので注意が必要だ。

産婦だからといって、「母になることは女の喜び。しあわせいっぱいの生活でなければならない」といった〝方程式〟は成り立たないことがわかるだろう。この事実を知るだけで、ずいぶんと気持ちはらくになるはずだ。

＊専業主婦症候群

育児と家事に専念する専業主婦は、自分だけが社会から取り残されたような感覚に陥り、うつ病になることがある。

家事や子育ては、目に見えて成果が評価される〝仕事〟ではないだけに、ある種の虚しさを抱いてしまいがち。しかも、自分の自由な時間がなくなっていらいらを募らせたり、バリバリ仕事をしている友人を見てコンプレックスを感じたり……専業主婦は多かれ少なかれ、抑うつ状態になる危険を抱えながら暮らしていると言えよう。

＊スーパーウーマン症候群

結婚・出産後も仕事を続ける女性が増えるなか、「仕事と家事、子育てのすべてを完璧にこなそう」とする余り、心身ともに疲れきってうつ病になる人も多い。

これは、キャリアウーマンとして、母として、妻として、すべての役割を完璧にこなす女性を目指すなど、いわば幻想に縛られているようなもの。結局は、どれも中途半端にしかできなくて、そんな自分に落ち込んでしまうことになるのは目に見えている。女性は男性より生真面目で、ある種完璧主義なところもあるので、働く主婦が抱くこの〝スーパーウーマン症候群〟に似た状況から抑うつ状態になることが多々あるようだ。

二十〜三十代の独身女性のなかにも、「私は仕事ができる女性でなければならない。センスがあっておしゃれな女性でなくてはならない」と強迫観念のように感じ、苦しんでいる人が少なくない。

＊空きの巣症候群

子どもが自立し、親元を離れていったときに陥るうつ状態が、「空きの巣症候群」と呼ばれるものである。子育てを生きがいにしてきた母親にとって、子どもの自立は生きがいの対象喪失であり、空虚感につながる。それがうつ状態を招く

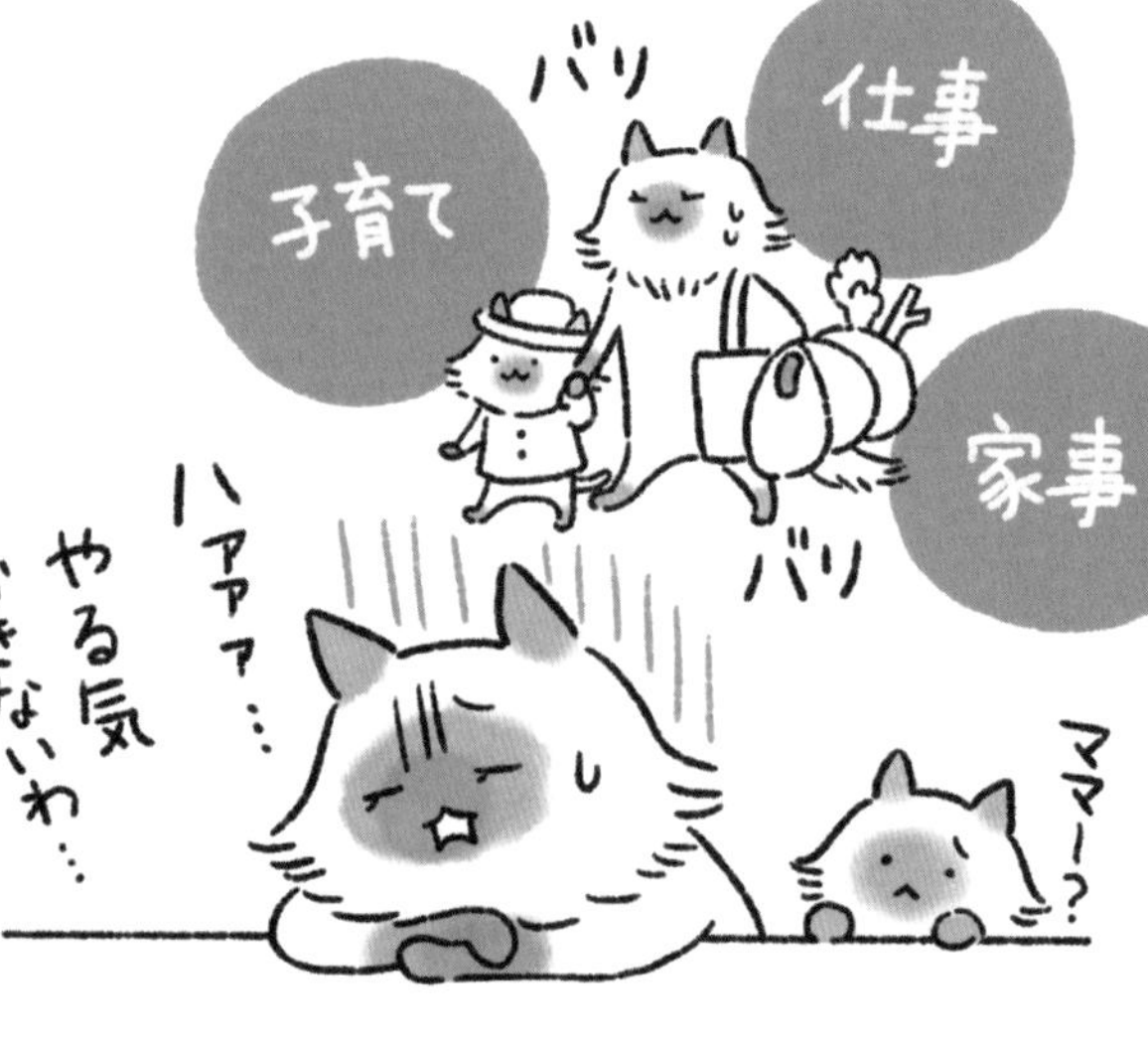

のである。

子育てだけではなく、長年介護をしてきた親が亡くなったりした場合も、同様の症状を来たす例は多い。また男性でも、仕事人間一筋で生きてきた人は、〝毎日が日曜日〟という状況を楽しむことができず、「なにもやることがない。生きていてもつまらない」という対象喪失からうつ病を発症する。これも一種の「空きの巣症候群」と見ていいだろう。

自分が生きるエネルギーを注ぐ対象が一つしかない、そこにうつ病の温床があると言っても過言ではないと思う。

＊更年期うつ

よく知られていることだが、女性は閉経し更年期に入ると、女性ホルモンの一種であるエストロゲンという物質の分泌が減り、さまざまな不快症状を来たすことが多い。その症状がのぼせや多汗、頭痛等、身体症状として現れる例もあるが、気分が落ち込んだり、不安になったりなど、抑うつ気分が出ることもある。

仮面うつ病

うつ病は精神症状に現れるもの、と決めてかかってはいけない。身体症状が前面に出る場合もあるのだ。これを、身体症状という仮面をかぶっていてうつ病に見えないことから、「仮面うつ病」と呼んでいる。

頭痛や腰痛、肩こり、体の節々の痛み、食欲不振、発汗、下痢や便秘などの胃腸障害、息苦しさ……さまざまな症状があるが、とくによく見られるのは、重く締め付けられるような頭の痛み。「鉢をかぶったような重さ」だと表現されることもある。一般的に、人は精神的な悩みについては相談を躊躇するが、体の病気には敏感なのだ。こういった症状が現れると、たいていの人は内科を受診する。ところが、仮面うつ病は心の病気なので、ありとあらゆる検査をしても「異常なし」と診断されてしまうわけだ。これが本人にとっては、けっこうつらい。

ＩＴ企業に勤めるＧ介さん（四十三歳）は、この仮面うつ病に苦しめられた男性である。彼は一ヶ月にわたって重い頭痛が抜けず、仕事への集中力もなくなってきたため、「この頭痛が万が一、脳梗塞かなにか頭の病気の前兆だったら大変だ」と内科を受診することにした。

病院では、「一応、CTを撮りましょう」、「頸椎が歪んでいるかもしれないから、首のX線を撮りましょう」とさまざまな検査をしてくれたものの、すべて異常なし。神経内科の医師に最後は、「なんの問題もありません。健康そのものですよ。となると、考えられるのはストレスですね。その場合、ストレスを取り除いてやることしかないんですよ」と診断された。

日ごろ、自分はストレスとは無縁の人間だと信じていたG介さんは、「頭痛が辛いんですよ。仕事にも日常にも、辛い

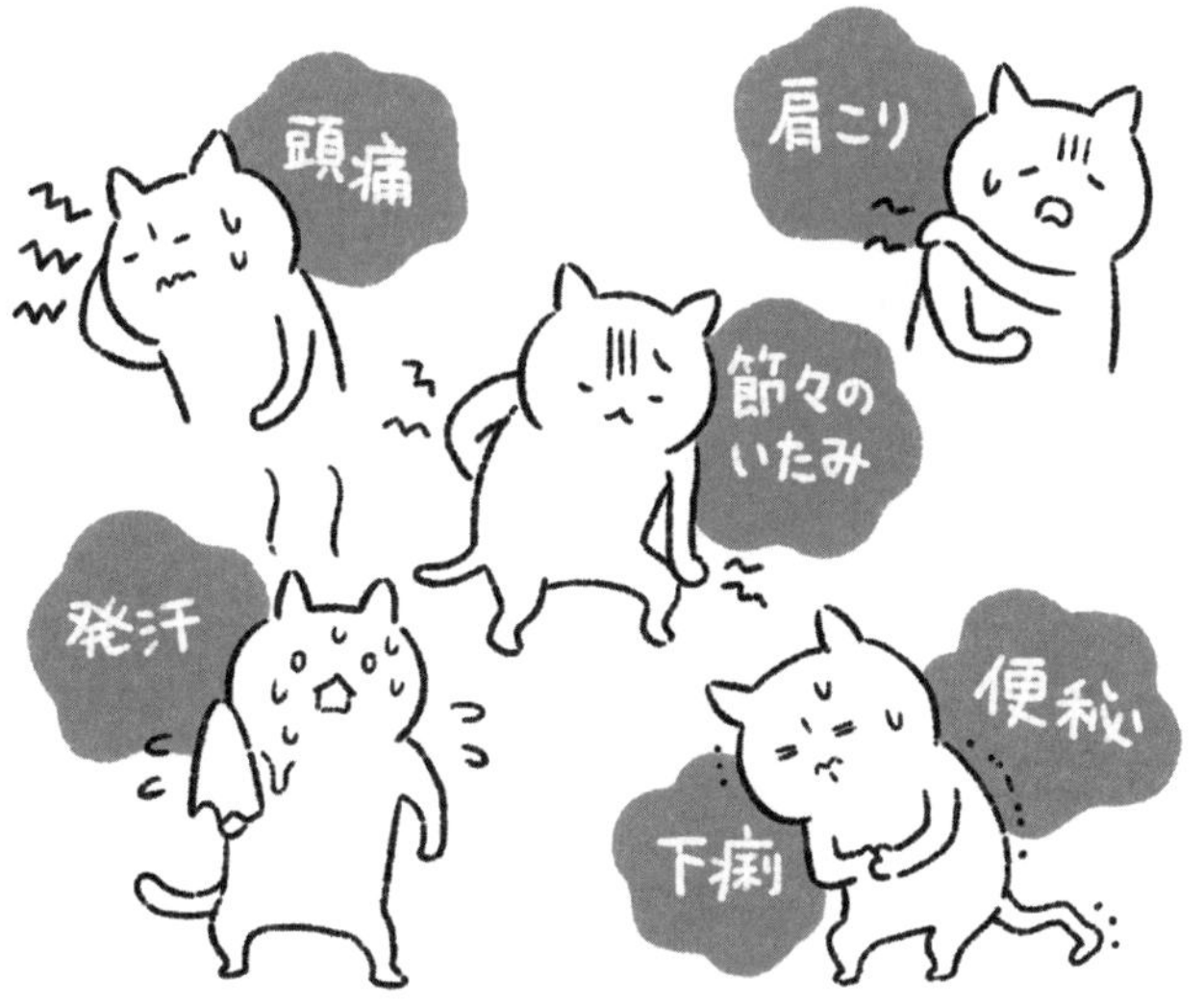

ことなんてなにもないんですよ」と食い下がったが、それまでだったという。

しかしG介さんは、「言われてみれば、このところかなり忙しかった。それが知らないうちに、ストレスになっていたのかも」と思い直し、仕事をペースダウンさせてなんとか体調回復に成功したそうだ。彼の症状が改善されたのは幸いだったが、本来なら精神科医にかかるべきところだと思う。

こんなふうに、ストレスは敏感に感じる人と、そうでない人がいる。体に異常は認められないけれど症状がある場合は、ストレス性のものである可能性が高いので、うつ病を疑ったほうがいい。

高齢期うつ

高齢になると当然、体の機能が衰えてくる。足腰の痛みや内臓の不調、物忘れなどに悩む高齢者は多いだろう。これらは老化現象と捉えられがちだが、うつ病が原因になっている場合もある。

とくに、「足腰が痛くて歩くのも辛い」とか、「仕事をリタイアして、なにもやることがない」といった理由から、家に閉じこもりがちな生活になると抑うつ気分が強まるので用心しなくてはいけない。心がどんどん、「老い先短い自分は、あとは死を待つだけだ。なにをやってもしょうがない」という気分に傾いていくのだ。

また、高齢期うつ病になると、痴呆症と似た症状が現れることもある。しかし、「最近、物忘れがひどいなあ。ボケが始まったのかなあ」と気に病むようなら、痴呆症ではない。痴呆症の場合は、物忘れがひどくなったという自覚はあまりないものだから。

会社経営者で七十五歳のOさんは初老期うつ病だった。氏は十年ほど前、六十五歳のときにある日突然風邪のような症状が出て、それからは安静に努めてもだるさが取れず、食欲もお風呂に入る元気も失っていき、明け方に目覚める不眠症状にも苦しんだという。

いっこうに症状が改善されないOさんはさらに、「これは怠け者病か」と自己嫌悪したり、「ガンかもしれない。エイズだったらどうしよう」と死に至る病の恐怖に怯えたり……。そんな過程で精神状態はますます悪化し、「生きていてもしょうがない。俺はもうダメだ」と自責の念を高めるなか、自殺願望を制御できないほど症状を悪化させてしまったそうだ。

Oさんは後に、「私は元来、楽観的で、困難に直面しても開き直るほう。うつ病にかかりやすい性格だったわけではないのだが、思い返せば身内との金銭トラブルや、社内における意見の食い違いなど、知らず知らずのうちにストレスが積み重なっていたのかもしれない」と振り返っている。

高齢者は抑うつ気分があっても、それ以上に体の不調が気になるためにうつ病を見逃してしまいがち。仮面うつ病と同

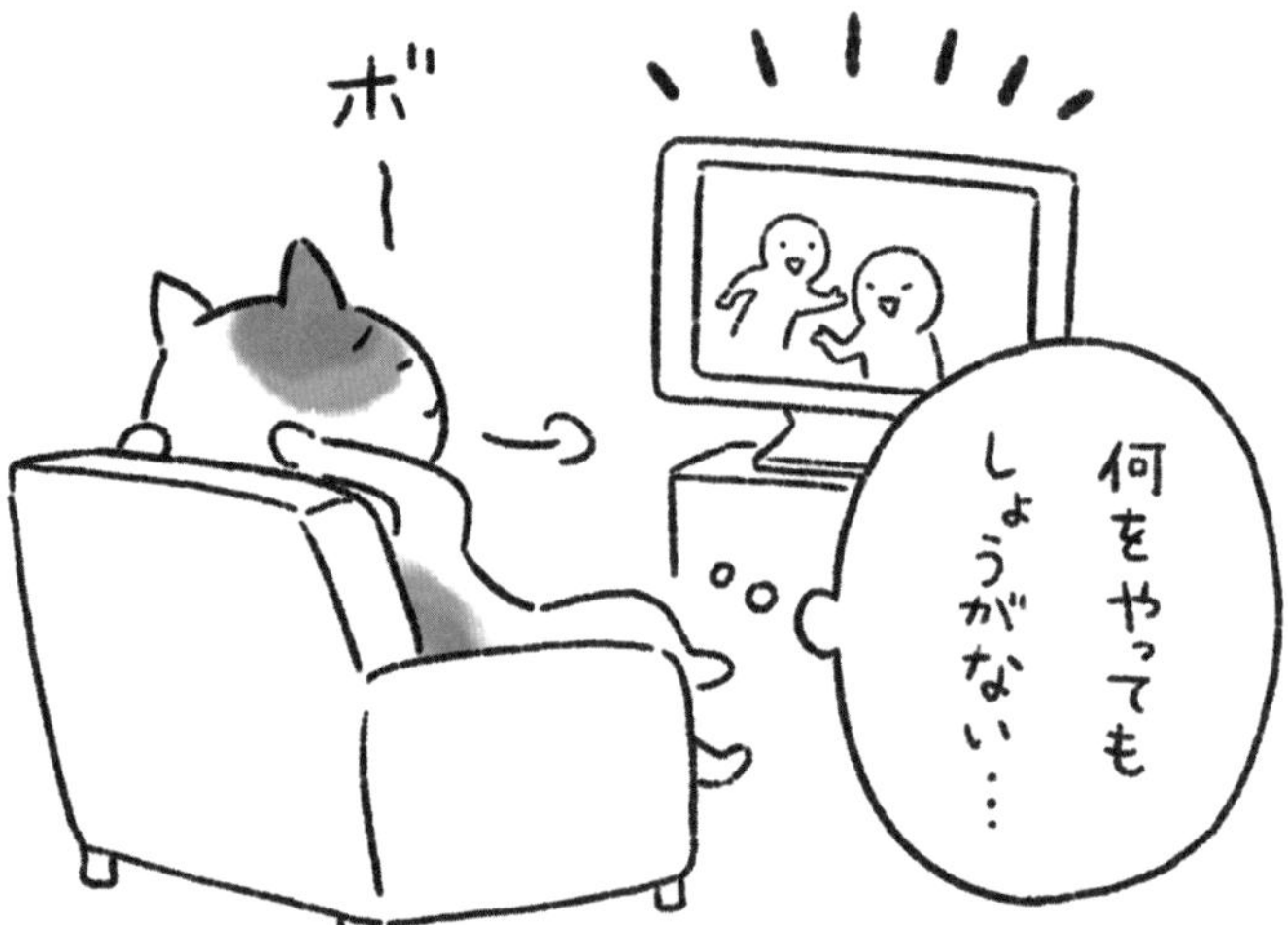

様である。Ｏさんの場合も、気分の落ち込みよりも体の不調を悩むうちに、心の症状が重篤になってしまったのではないかと思われる。

うつ病をひき起こす体の病気

うつ病を併発しやすい体の病気がある。たとえば、インスリンというホルモン分泌に異常があって起きる糖尿病の場合、体内のホルモンや神経系の情報伝達が乱れるために気分が変調を来たし、うつ症状が生じると見られている。また、糖尿病になると血糖値の高い症状が続くので、これが末梢神経に影響を及ぼして手足の末端が痛んだりすることからうつ状態を引き起こすとも考えられている。

加えて、病気になると不安で気分が落ち込むもの。糖尿病だけではなく胃潰瘍、ガン、慢性膵炎、脳血管障害、パーキンソン病、てんかん、甲状腺の病気などもうつ病を併発しやすいので注意が必要だ。

うつを合併すると、薬を必要量飲むことができなかったり、リハビリテーションが進まないなど、体の病気を治療する妨げになる危険もある。持病のある人にはとくに、うつ症状の早期発見が望まれる。

以上、一口にうつと言えども、さまざまな原因があることがご理解いただけたと思う。このほかにも現代は、閑職に追いやられるなど、リストラされるかもしれない不安からくる〝リストラうつ〟や、失業状態が長引いているために「自分にはもう、働き場所はないのではないか」といった絶望感から発症する〝失業うつ〟、会社の人員削減から多忙さを増す仕事に疲労感を募らせるなかで起こるうつ病、一生懸命に努力し働いているのに報われないような場合に出てくるうつ――〝燃え尽き症候群〟、家族同然にかわいがっていたペットの死をきっかけに発症する〝ペット・ロスうつ〟、人間関係のこじれからストレスをためこんだことが原因で発症するうつなど、さまざまなうつがある。

大人だけではなく子どもだって、受験だのいじめだのとストレスの多い社会に生きているわけで、問題行動の裏にうつ病が潜んでいることもあるのだ。

体を気遣うのと同じように、心のケアを心がけたい。なんでもかんでも「うつ病のせいかも」と疑うと、そのことでうつ症状が出る危険もあるので、あまりにも神経質になる必要はないし、ちょっとしくじったことを「うつ病だからしょうがない」などと勝手に判断してうつに逃げ込もうとするのは誉められたことではないが、うつ状態に陥る危険はそこらじゅうにあると心得、症状として現れる体や心の〝叫び〟には敏感に対応したいものだ。

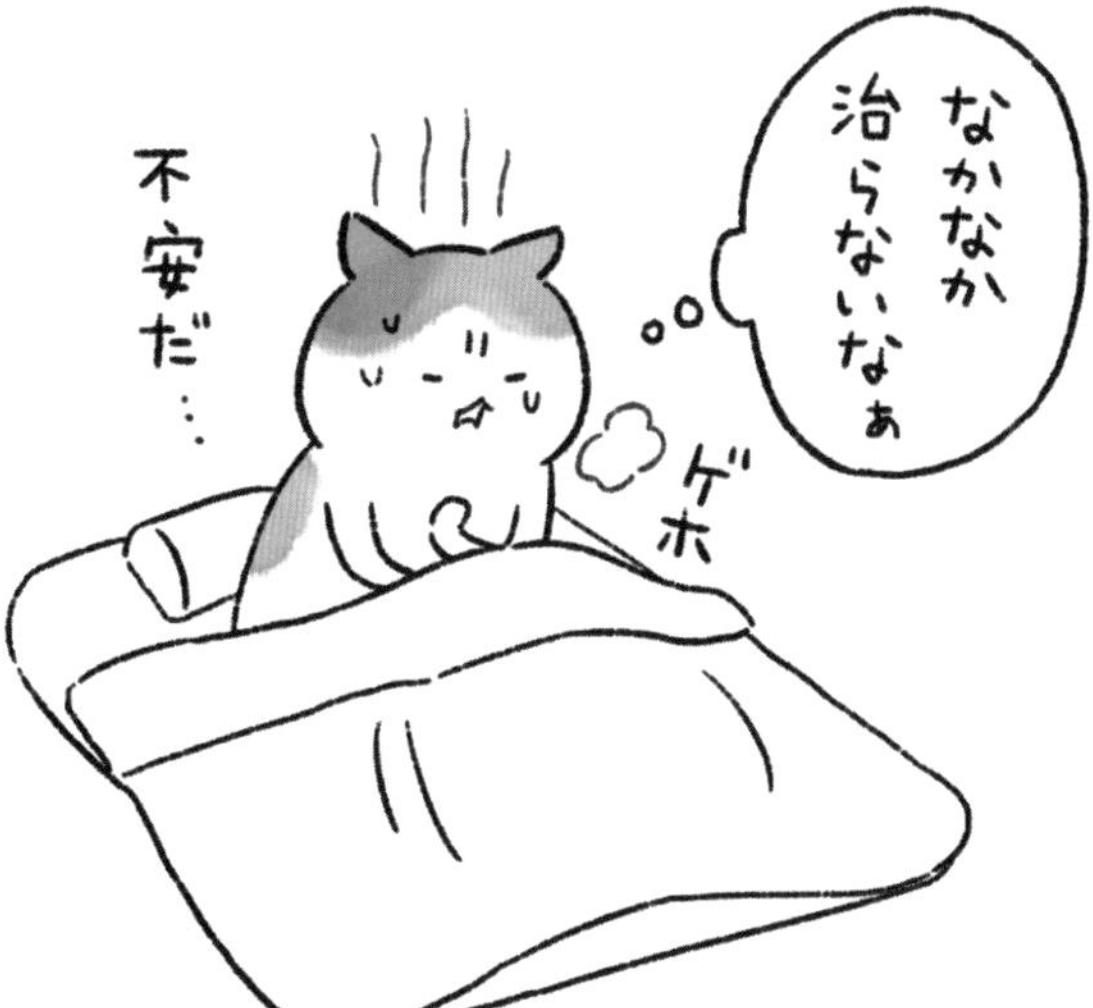

私自身も経験した「引越しうつ」

うつはストレスに対する自然な反応である。風邪をひいたときに熱や咳、鼻水等の症状が現れ、体が必死で「ちょっと休んで、健康を取り戻そうよ」と警告するように、ストレスを感じると体は「うつ」という症状を通して、「ちょっと立ち止まって考え、もっと気分が明るくなるように、生活を立て直そうよ」と訴えるわけだ。

たとえば、仕事でミスをして落ち込んだとき、私たちは自分の能力を嘆いたり、運の悪さを恨んだり、周囲の人に責任転嫁したりしながら、知らず知らずのうちに「今後、どうすればいいか」を考えているものである。失敗を乗り越えて前に進むためには、こうした心の準備をしなければ危険だ、また同じ過ちを繰り返すだけだ、ということを本能的に知っているからだろう。

つまり、うつは次の出発に向かう心の準備をするために必要な精神状態。心が疲れたときは、誰でもかかる可能性がある、ありふれた病気なのである。周囲に隠すこともなければ、「どうして私だけがこんな病気に……?」などと嘆く必要もない。

こう考えると、少しは気持ちがらくになるのではないだろうか。

私自身も以前、うつ病にかかったことがある。それは長男の提案で、親兄弟とその家族全員で暮らせる集合住宅を建てようということになったことがきっかけだった。そして、四谷から現在の府中に移転することが決まり、長男から「○月×日にブルドーザーが来て、家を壊し始めるので、それまでに荷物をまとめてください」と言われのだが、引越し準備はいっこうに進まなかった。というのも、当時の私は診察や大学での講義等、仕事は多忙を極めていたからだ。

私は仕事の合間を縫うように、莫大な量の本と父茂吉の書や原稿などを整理していたものの、トラック一台分もの本を古本屋に引き取ってもらうのが精一杯。どうあがいても、期日に間に合いそうもなかった。

こうして私は追い詰められ、ついにうつ病になってしまったのだ。私だけではなく妻もまた、心理的なストレスから身体的障害が生じる心身症に陥ったのである。

ここで一言付け加えておくと、心身症とうつ病は違う。身体症状が強く現れるので、よく仮面うつ病と混同されがちだが、仮面うつ病は体に異常がなく、心身症の多くははっきりと異常が認められる。治療法が全く違うのだ。

閑話休題。私は自分の症状を「引越しうつ病」、妻のほうを「引越し心身症」と命名した。

決定的な治療法となったのは、以前から予定していたウィーンでの講演に夫婦で出かけたこと。日常生活から抜け出して、引越しの煩わしさからひとまず脱却できたことが、うつの改善につながったのだろう。私がかかったうつ病の場合、「現実逃避」と呼ばれる治療法が最も効果的だったのである。

こんな性格の人がうつになる

では、うつになりやすい性格というのはあるのだろうか？　結論から言うと、うつになりやすい性格はたしかにある。同じようなストレスを受けても、うつになる人とならない人がいるのは、その人の性格が大きく関係しているからだ。

ただ、うつになると「やる気をなくす」症状が現れるので、「怠け者がかかる病気」だと考える人も多いかもしれないが、それは断じて違う。

真面目で几帳面、責任感が強い、人に気を遣う、仕事熱心といった性格の人――つまり、一般的に〝立派な人〟と尊敬される人ほど、うつになりやすいのである。

とくに日本人は、「真面目で几帳面。責任感が強く、仕事熱心。人に気を遣う」ことを美徳としているので、うつ病になりやすい性格が形成される土壌があると言ってもいいだろう。

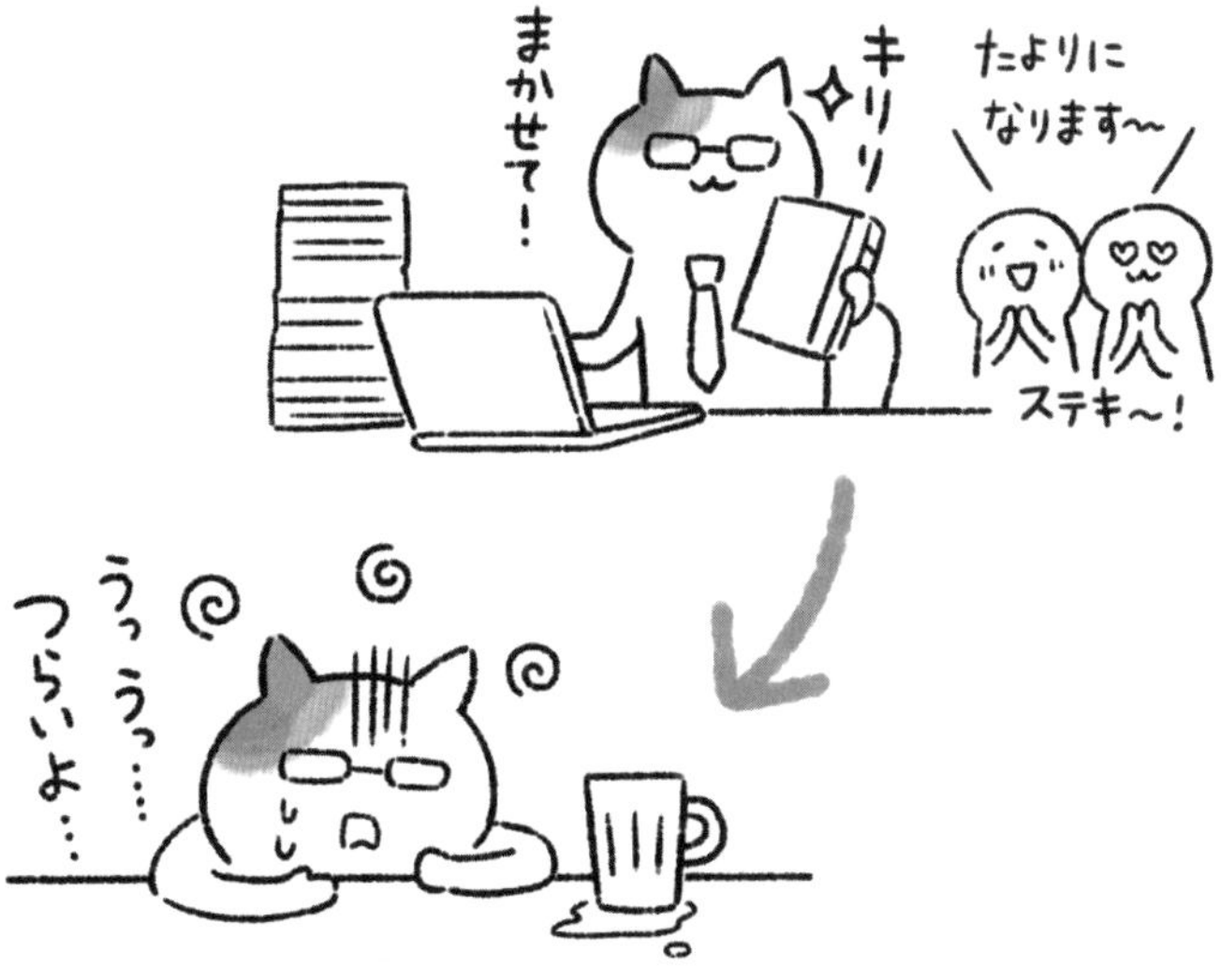
まかせて！
キリリ
たよりになります～
ステキ～！
うっうっ…つらいよ…

とはいえ、うつ病になりやすい性格だからと言って、「もっと不真面目になろう」とか、「仕事の手抜きをしよう」、「人に気を遣うのはやめよう」なんて思うことはない。「うつ病になりやすい」自分の性格を客観的に認識しておけばいいだけの話である。

そうすれば、たとえば「疲労がたまっているから、ダウンする前に休養をとろう」、「言いたいことをガマンするとストレスがたまりそうだから、ここははっきり意思を伝えよう」、「今日は体調が優れないから、完璧主義を返上して、掃除と洗濯はさぼって料理だけに集中しよう」といった具合に、うつにならないための最良の予防策をとることができるのではないか。

ともあれ、うつになることを恥じるなかれ。「立派な人ほどかかりやすい病気だ」くらいに考えて、つらい症状をガマンしたり、人に知られてはいけないと思ったりしてはいけない。「恥ずかしいことだ」などと思わず、迷わずに精神科医の門を叩いて欲しい。

これがうつのシグナル

うつ病は自分で認識することが難しく、また周囲にもわかりにくい病気である。うつ病に関する知識が浸透してきたとはいえ、病気にかかっているのに病院に行かない人が多く、まだまだ受診率が低いのが現状である。

というのも、人は気分が落ち込むと、それを精神力の問題のように考えてしまう傾向があるからだ。自分は怠け者だとか、気持ちがたるんでるんだ、精神的に弱いんだなどと思い込み、どんどん症状を悪化させてしまう。

前にも述べたように、たしかに、うつ病による気分の落ち込みと、ごく一般的な落ち込みは連続線上にあって、明確に区別することはできない。しかし、うつ病になると気の持ちようではどうにもならないもの。うつのシグナルを早めに察知して、専門医に相談するのが最良の道である。

その際、最も重要なのは、日常生活において「いつもと違う」状態が一週間以上続いていることに気づくことだ。以下、よく見られる抑うつ症状を挙げてみよう。

●朝の生活習慣の乱れ

朝起きて寝床から離れた後、あなたはどんな行動を起こすだろうか。歯を磨いて顔を洗い、服を着替えて食卓につき、朝刊に目を通してから出かける。あるいは、パジャマのままコーヒーを飲みながら朝刊を読み、食事をした後に歯磨きをして、身支度を整えて会社に向かうかもしれない。食事の前に散歩や軽い体操をする人もいるだろう。こんなふうに人それぞれ、朝の過ごし方には決まったパターンがあると思う。

しかし、抑うつ状態に陥ると、朝の習慣が乱れてくる。「寝床から起き上がる

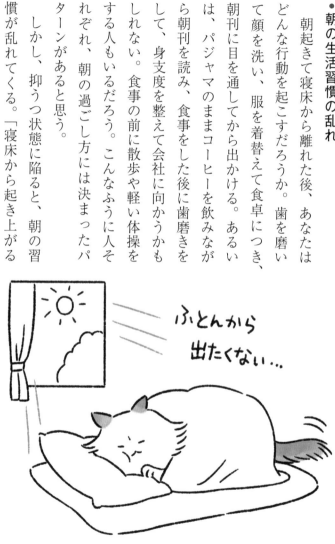

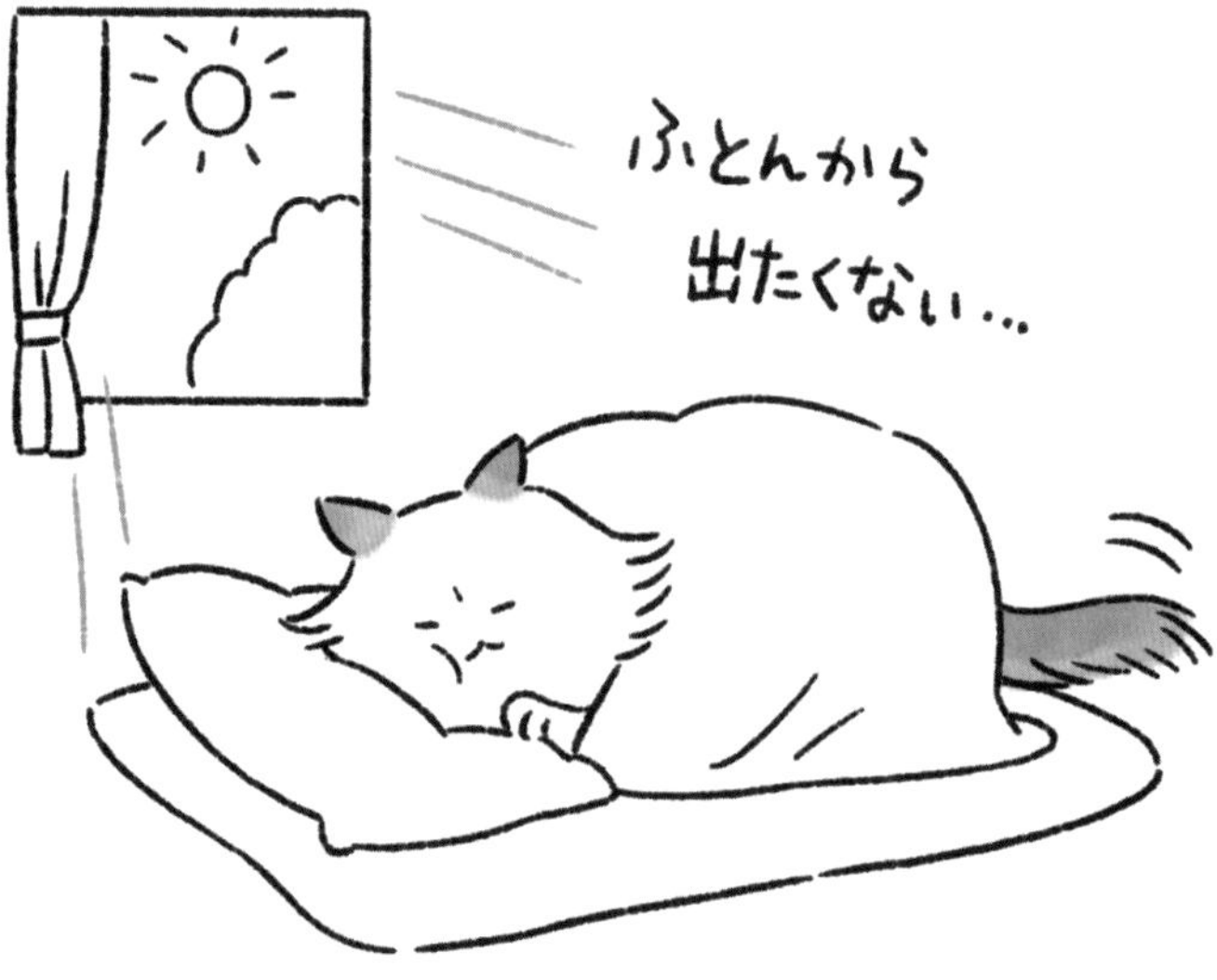

のもイヤ」、「なんとなく新聞を読む気がしない」、「テレビもイヤ」、「会社（学校）に行きたくない」といった状態になるのだ。女性の場合は、「化粧をする気も起きない」ため、身だしなみに無関心になったりもする。私はこれを「朝の生活習慣乱れ症候群」と呼んでいる。

うつ病は、「朝方とくに気分がすぐれず、夕方から夜にかけて少し元気を取り戻し、翌朝また落ち込む」といった具合に、「日内変動」が見られるのが特徴的。とくに朝の気分は、うつ病を早期発見するうえで一つの大きな目安となるので、本人だけではなく家族間でチェックし

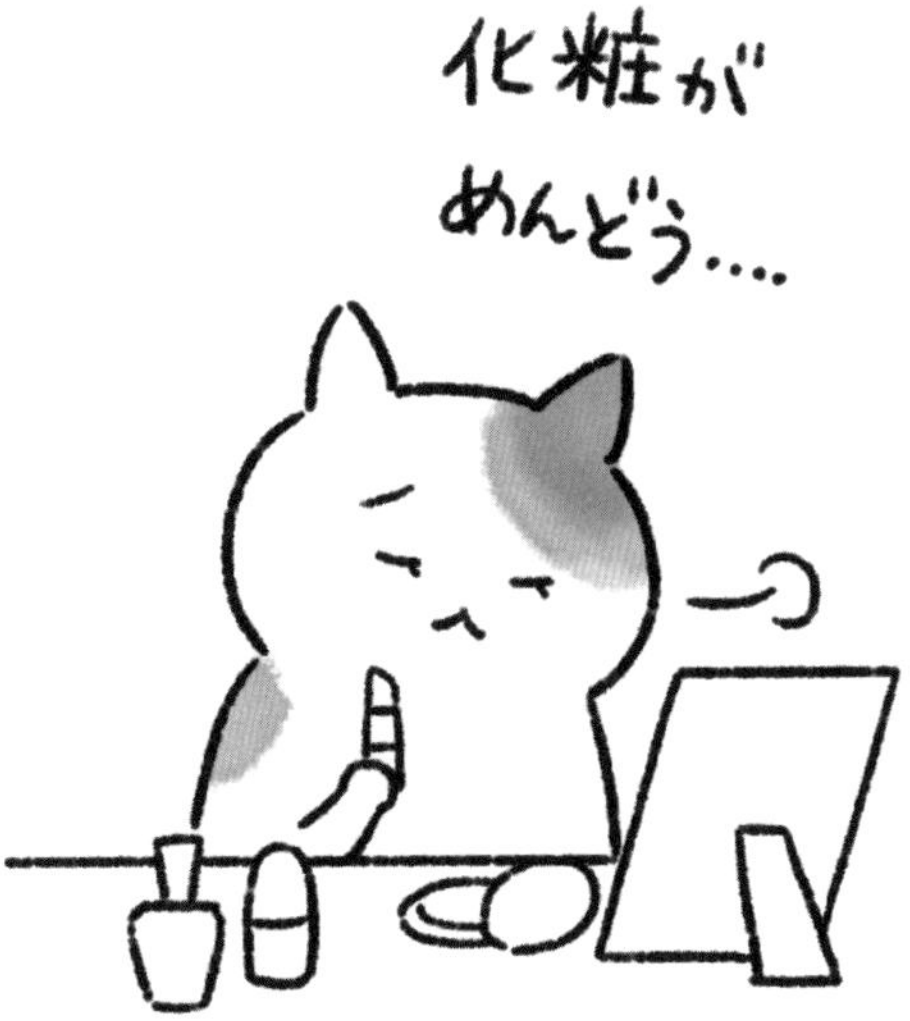

合って欲しいと思う。

●夜中に目が覚める

うつ病の人が必ずと言っていいほど訴えるのが、睡眠障害だ。これには、寝つきが悪くて眠るまでに数時間を要するタイプと、寝つきは良いが夜中に目が覚めて眠れなくなるタイプと、二種類がある。とくに後者が顕著に見られ、「午前三時症候群」と呼ばれることもある。

また、逆に「眠り過ぎる」という症状を来たす人もいる。「眠っても眠っても寝足りない」感じで、「不思議と、いくらでも眠れる」のだ。起きて活動するの

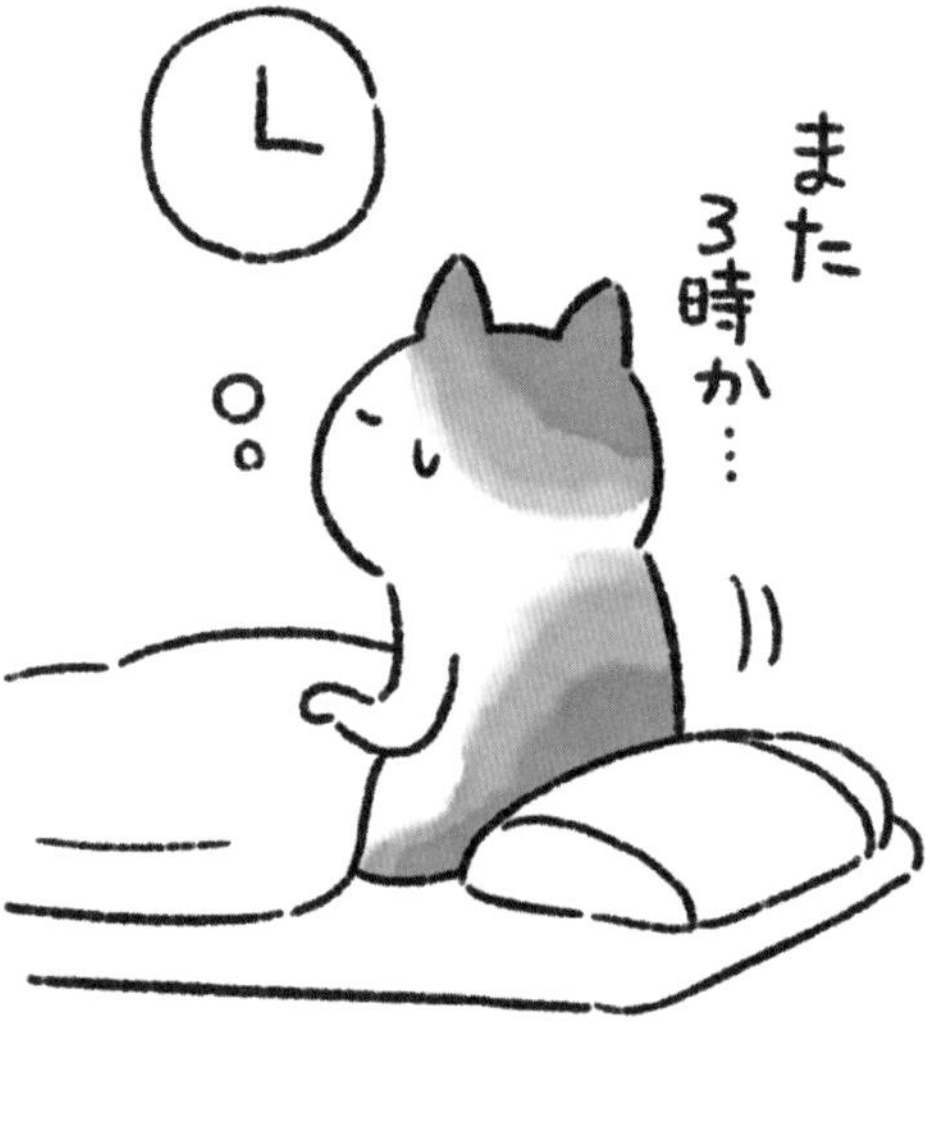

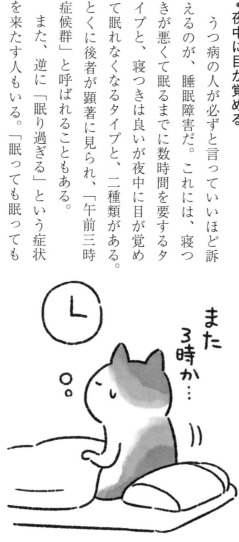

がイヤだから眠りに逃げ込むのだろうが、健康な人間はそうそう長時間眠れるものではないので、「疲れてるから眠るんだ」などと思わず、注意しなければならない。

このような睡眠障害はうつ病を発症する以前に現れることが多いので、その時点で受診することをお勧めする。

●気力がなくなる

なにをする気もなくなる、これもうつ病の大きな特徴である。「悲しい」、「虚しい」、「寂しい」といった悲哀感に囚われ、どんどん無気力になっていくのだ。

仕事や家事をこなせないどころか、それまで自分が好きで熱中していたことにさえ嫌気がさすようになったり、喜怒哀楽の感情がなくなったり、さらには人づき合いも面倒で自分の殻に閉じこもりがちになってしまう。

「なんとかがんばって行動しなければ」と気持ちを奮い立たせようとしても、体が動かないようなら要注意である。

●自分を責める気持ちが強くなる

うつ病の人には、自分が抑うつ状態に陥っているという自覚がある。そのため、やる気を失い何事も思うように進められない自分を、ダメな人間だと責めるようになる。また、「スーパーでなにかを買う」というようなほんの些細な決断ができなかったり、思考力や集中力の低下から自分の考えをまとめることもできず、自信を喪失してしまったりする場合もある。

●倦怠感、疲労感がとれない

仕事が忙しかったり、激しい運動をし

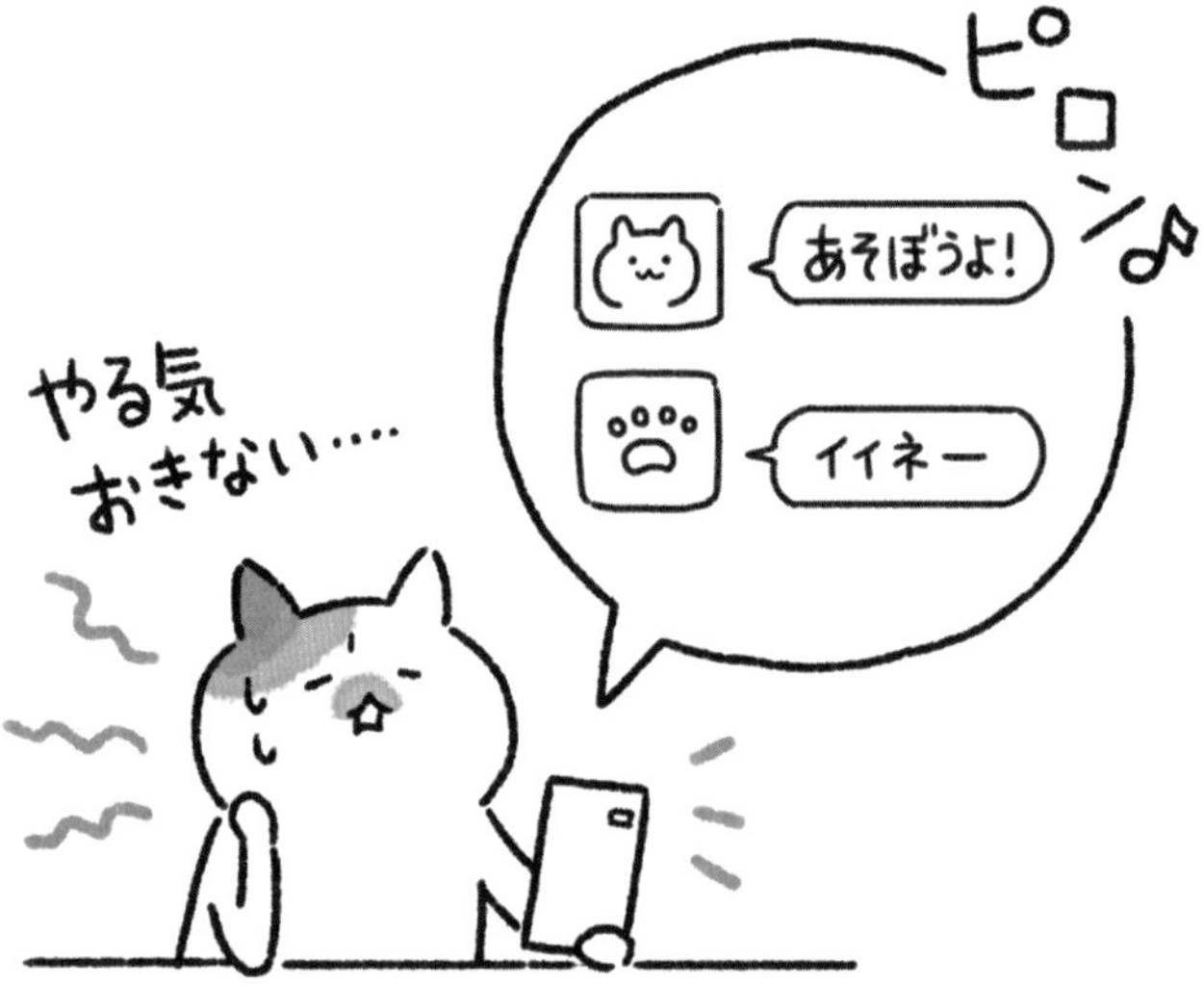

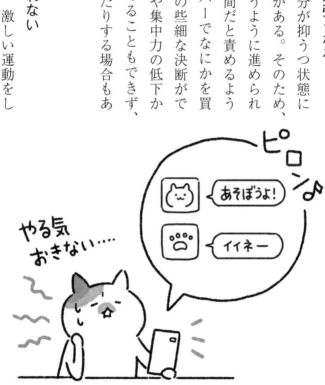

たりすると、人は誰でも疲れるが、うつ病の場合はなにも疲れることをしていないのに「すごく疲れている」と感じ、それが長引く。なにをしても能率は上がらないし、やる気も根気も続かないためにボーッと過ごすことが多くなるのだ。

なかには、頭痛や肩こりといった症状を訴える患者さんもいる。これといった理由もなく、「力が入らない」、「体が重い」、「頭が重い」、「しゃきっとしない」、「雲の上を歩いているようだ」というような感覚が続くようなら、うつ病を疑ったほうがいい。

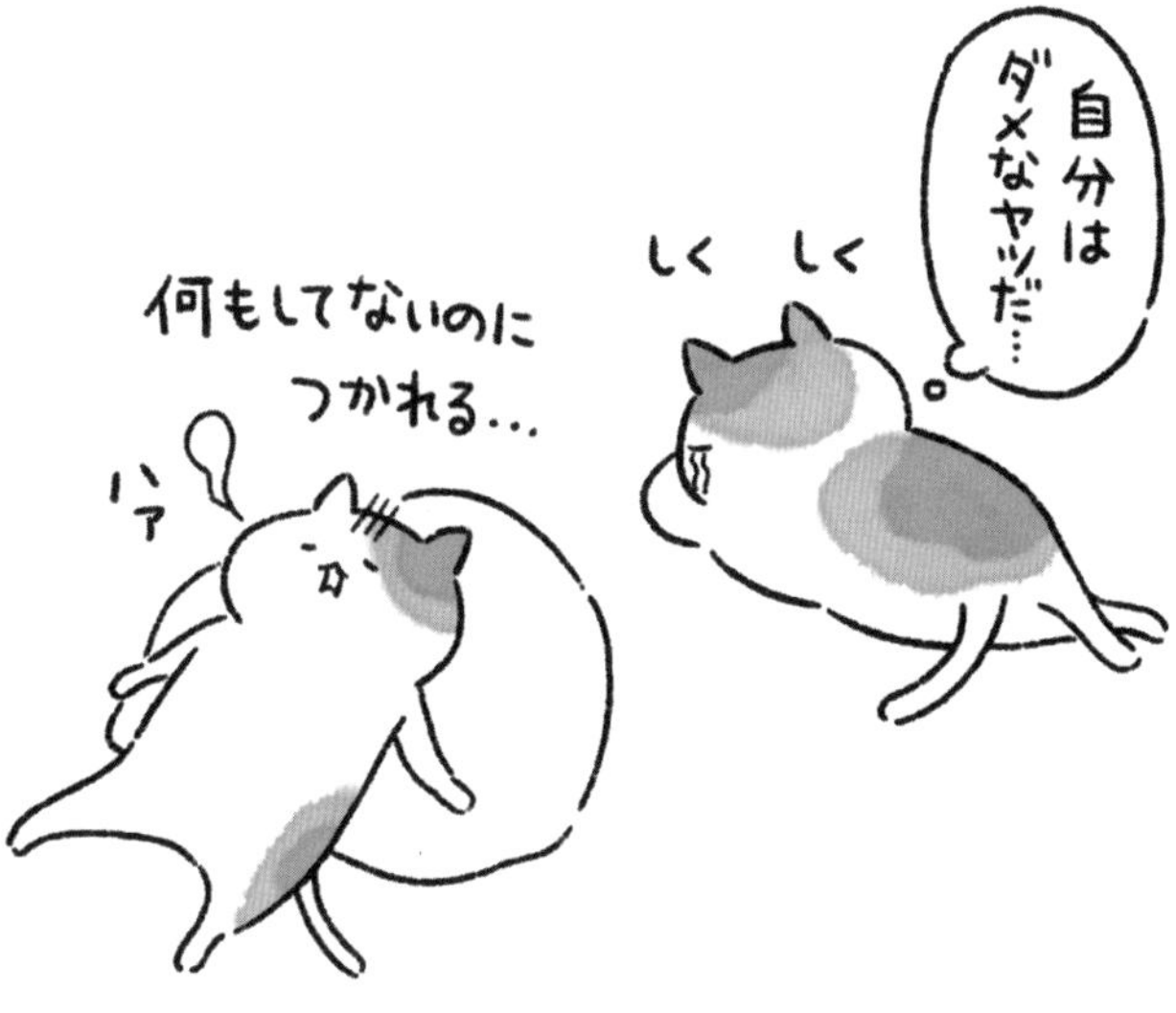
自分はダメなヤツだ…
しく しく
何もしてないのにつかれる…
ハァ

●食欲が落ちる、または過食になる

食欲の低下も、よく見られる症状だ。単に「食べたくない」だけではなく、「食べ物が喉を通らない」とか「なにを食べてもおいしくない。砂を噛んでいるようだ」、「食べるとすぐに胃がムカムカして気分が悪くなる」といった感じも強いようだ。なかには、短期間で体重が激減することから、「なにか悪い病気ではないか」と疑って、ますます症状を重くする人もいる。

逆に、食欲旺盛になる人もいる。「食欲があれば、体は大丈夫」と思いがちだが、これは不安から逃れるための擬似的

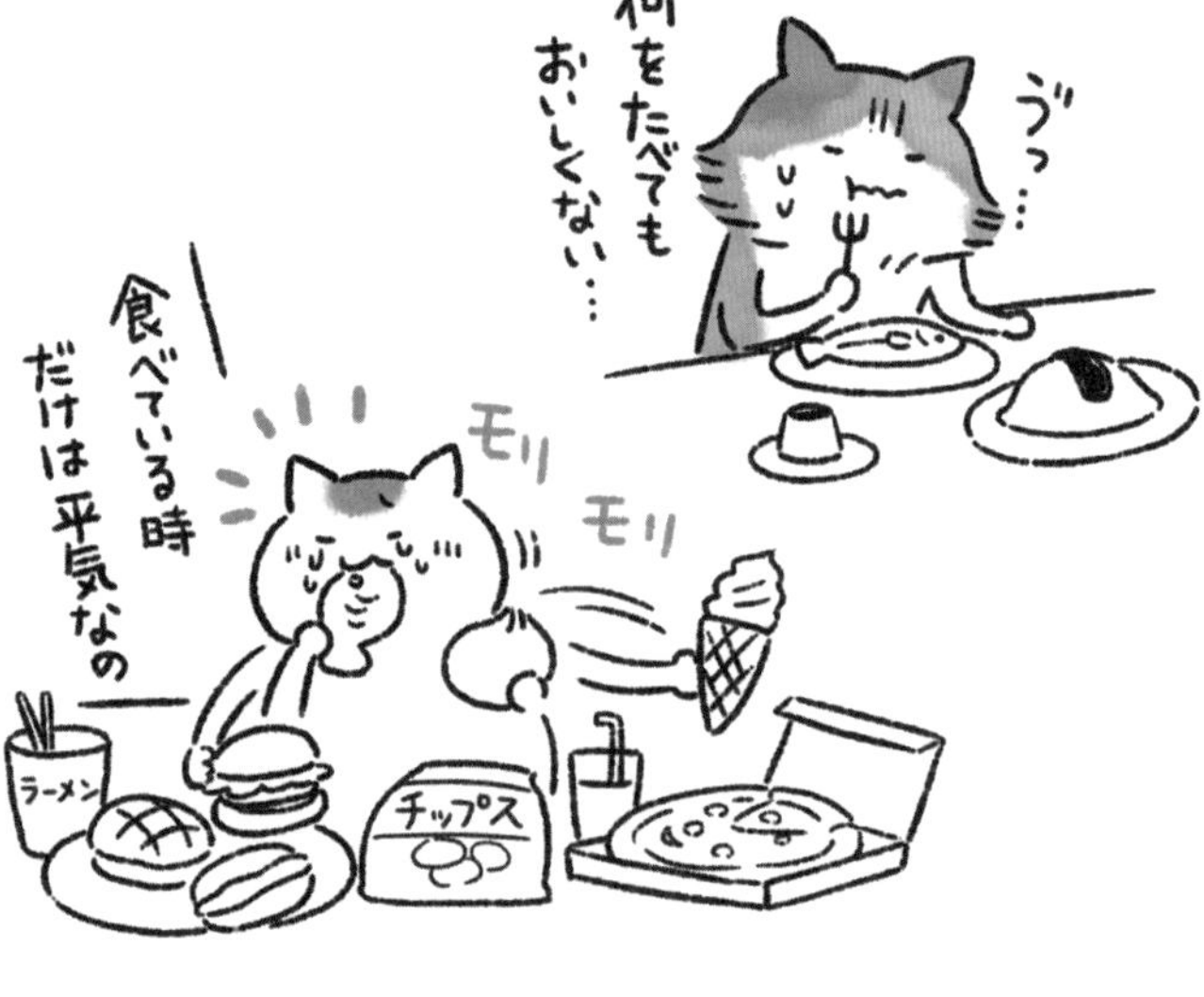
何をたべてもおいしくない…
うっ…
食べている時だけは平気なの
モリ
モリ
ラーメン
チップス

な食欲。健康的な食欲ではないので、満腹感はあまり得られないようだ。

また、これまで好きだった酒や煙草が嫌いになったり、逆にいらいら感から摂取量が増えたりする傾向もある。食欲とともに、飲酒や喫煙の量にも注意を向けたい。

●自殺願望が生まれる

日本ではいま、毎年、数多くの人が自殺している。

企業倒産やリストラで追い詰められるケースが増えているようだが、その根底にうつ病が潜んでいる場合がかなり多いと言われている。

言うまでもなく、うつ病と自殺には密接な関係がある。うつ病になる人は真面目で責任感の強い性格なので、気力を失って仕事や家事が思うようにできなくなると、そんな自分を責め絶望してしまう傾向がある。そのため、「死にたい」、「生きていてもしょうがない」と思い詰めるのだ。

うつ病の人はすべて、自殺願望を持っていると言っても過言ではない。とくに症状が回復しかけたころは危険（ベッドから起き上がれないほど重症なときは、自殺をするだけの気力もない）なので、家族が絶えず気を配ることが大切だ。

このほか、被害妄想に陥ったり、わけもなく不安になって動悸がしたり、胃痛や下痢・便秘等の胃腸障害を起こしたり……うつ病になると、さまざまな症状が現れる。「誰にだってよくあることではないか」と思うかもしれないが、二〜三日で回復するものではないなら、それはうつのシグナルなのである。

以上のような症状が一週間以上続く場合、「気持ちの問題」では片付けられない。うつ病は精神論では語れない、そのこと

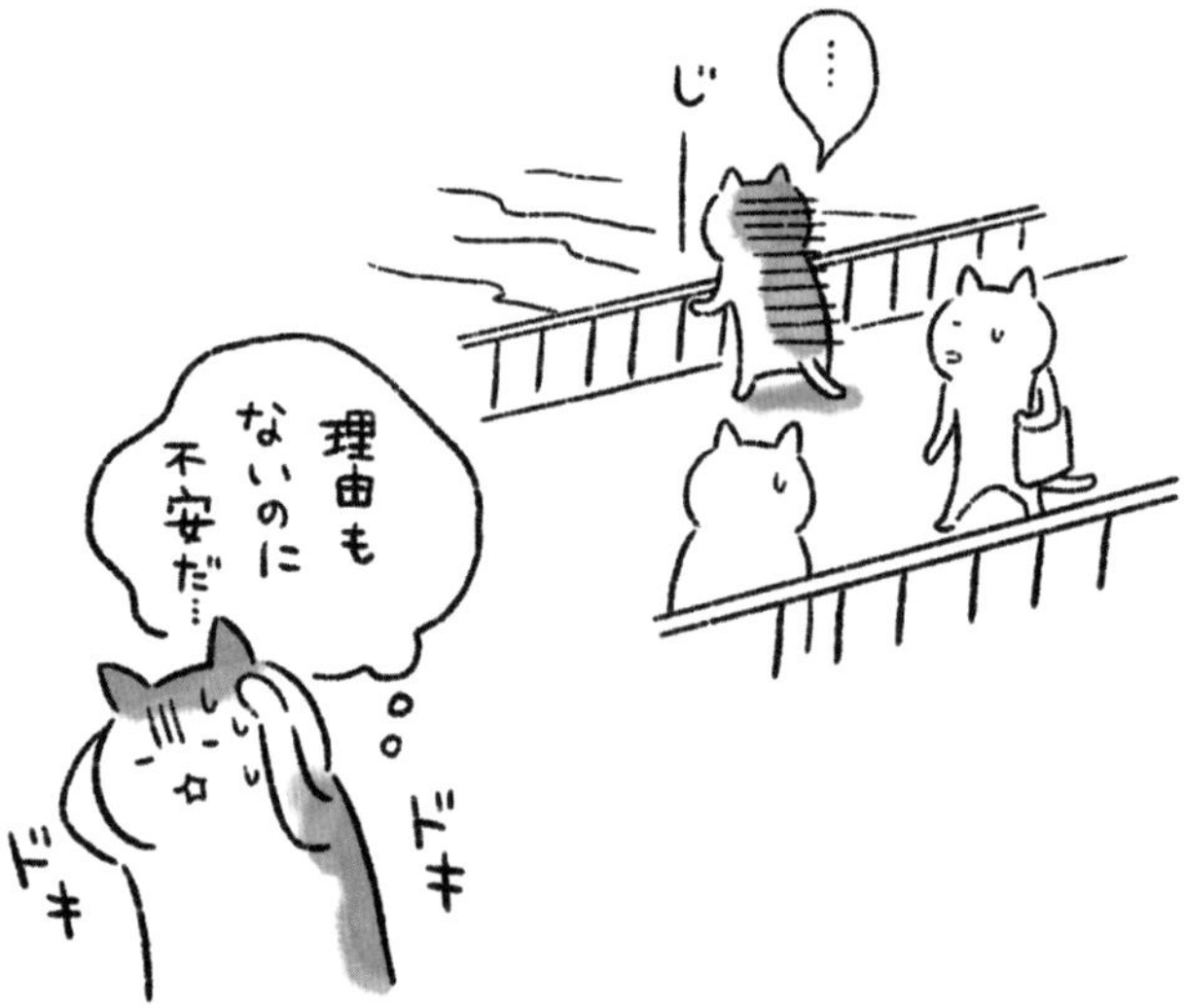

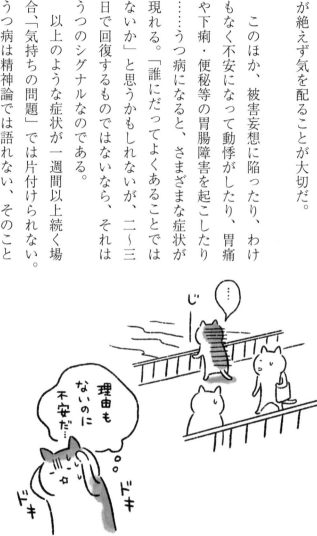

を覚えておいて欲しい。

うつになったらスッパリ休む

うつ病は不治の病でも難病でもない。適切な治療を受ければ、必ず治る病気である。先ほどのOさんが「医師が『時間はかかるかもしれないが、必ず治ります』と断言してくれたことが、唯一の救いになった」と話しておられるが、まさにその通り。うつ病の治療法はちゃんと、確立されているのだ。

前項のような症状があり、内科などで「異常なし」の診断を受けた場合は、迷わずに精神科を受診して欲しいと切に願う。うつ病ならば必ず、治るのだから。

ところで、うつ病の治療は「休養」、「薬物療法」、「精神療法」の三本立てで行われる。

第一に大切なのは「休養」である。軽症ならば、たとえば仕事をペースダウンする等、ストレスを軽減させながら休養の時間を設けるといった方法も可能だが、できればしばらく休暇をとって安静にし、心身を休ませたほうがいいだろう。

うつ病になる人には真面目で責任感が強い〝仕事人間〟が多いから、休暇をとることに「会社に迷惑をかけたくない」と後ろめたさを感じたり、「仕事に遅れをとるのはイヤだ。将来を棒に振る」などと恐れたりするだろうが、無理して働いたところで、もっと会社に迷惑をかけるかもしれないし、仕事のミスが続いて自分の信用を落とすことになるかもしれないではないか。「神様が休めと言っている」くらいに考えて、スッパリと休みをとる、それが〝がんばれる自分〟になるための、最短にして最善の道と言えよう。

実際、仕事を休むことはうつ病の経過に良い影響を与える。これを私は「現実逃避治療法」と呼んでおり、前述したように私自身、引越しうつ病にかかったときに身をもって有効性を実感している。現実が自分に背負いきれないほど重くなったとき、忙しい日常から離れて心身を解放させることはある種の〝逃げ〟だが、実に効果的な治療法なのだ。

うつ病を自分一人で解決しようなんて、土台無理な話である。「専門的な治療を受けなければ治らない」と自身を説得すれば、薬物治療や精神療法も抵抗なく受け入れられるというものだ。

ただし、うつ病は〝心の風邪〟とはいえ、薬を飲んで安静にしていれば二～三日で治るというものではない。治療には少なくとも一ヶ月、ふつうは三ヶ月以上を要する。「焦らず、気長に養生しよう」とゆったり構えることも大切だ。

もし、あなたがうつ病のシグナルを認識したら、一日も早く病院へ行こう。早期発見が早期回復につながるのは、ほかの病気と同じである。

とはいえ、うつ病を予防する仕事術、暮らし方、考え方、人とのつき合い方というものもある。それに関しては、次章以降でお話しよう。

第2章

うつにならない「がんばり過ぎない」働き方

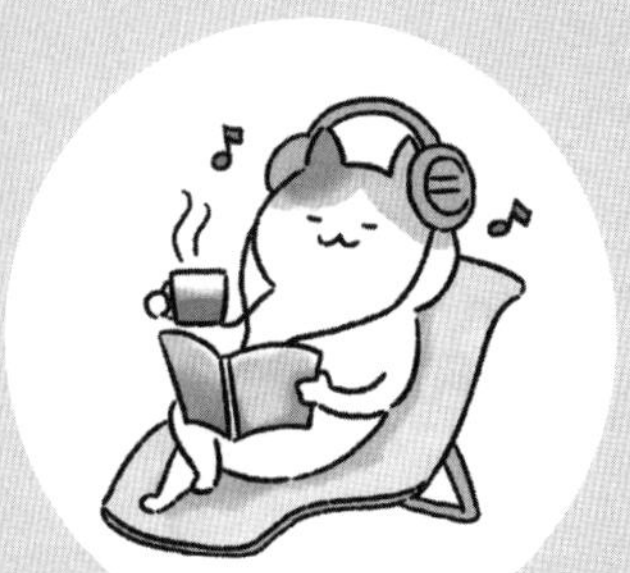

「忙しい」をストレスにしない秘訣

忙しさがストレスになるのはどんなときか。なんのために忙しい思いをしているのかがわからない、多忙ゆえに自分の時間を犠牲にしなければならない、時間を費やしているわりには成果があがらない、そんなときではないだろうか。

ということは、これを逆に考えれば、「忙しい」をストレスにしない秘訣が潜んでいることになる。具体的には、目標達成に向けて突っ走る気概で仕事に臨んでいれば忙しさは気にならないし、自分の好きなことに存分に費やす時間があれば忙しい日があってもしょうがないと考えられるし、成果があがれば忙しい思いをした甲斐があったと感じて疲れも吹き飛ぶというわけだ。

つまり、「忙しい」をストレスにしないためには、どこかに「忙しい思いをするだけのことはある」と考えられる要素が必要なのである。

仕事を楽しむコツ

最初に、忙しさの先にある目標を見出すことを考えてみよう。たとえば、生命保険会社の企画部に勤めるR夫さん（三十七歳）は、「仕事のための仕事が多過ぎる」ために忙しく、ストレスから心身が消耗する思いを味わったことがあるという。

しかし、彼は乗り切った。いったいどんなふうに、気持ちを切り替えたのだろうか。

「リストラの嵐が吹き荒れるなか、我が社も例外ではなく、私の所属する企画

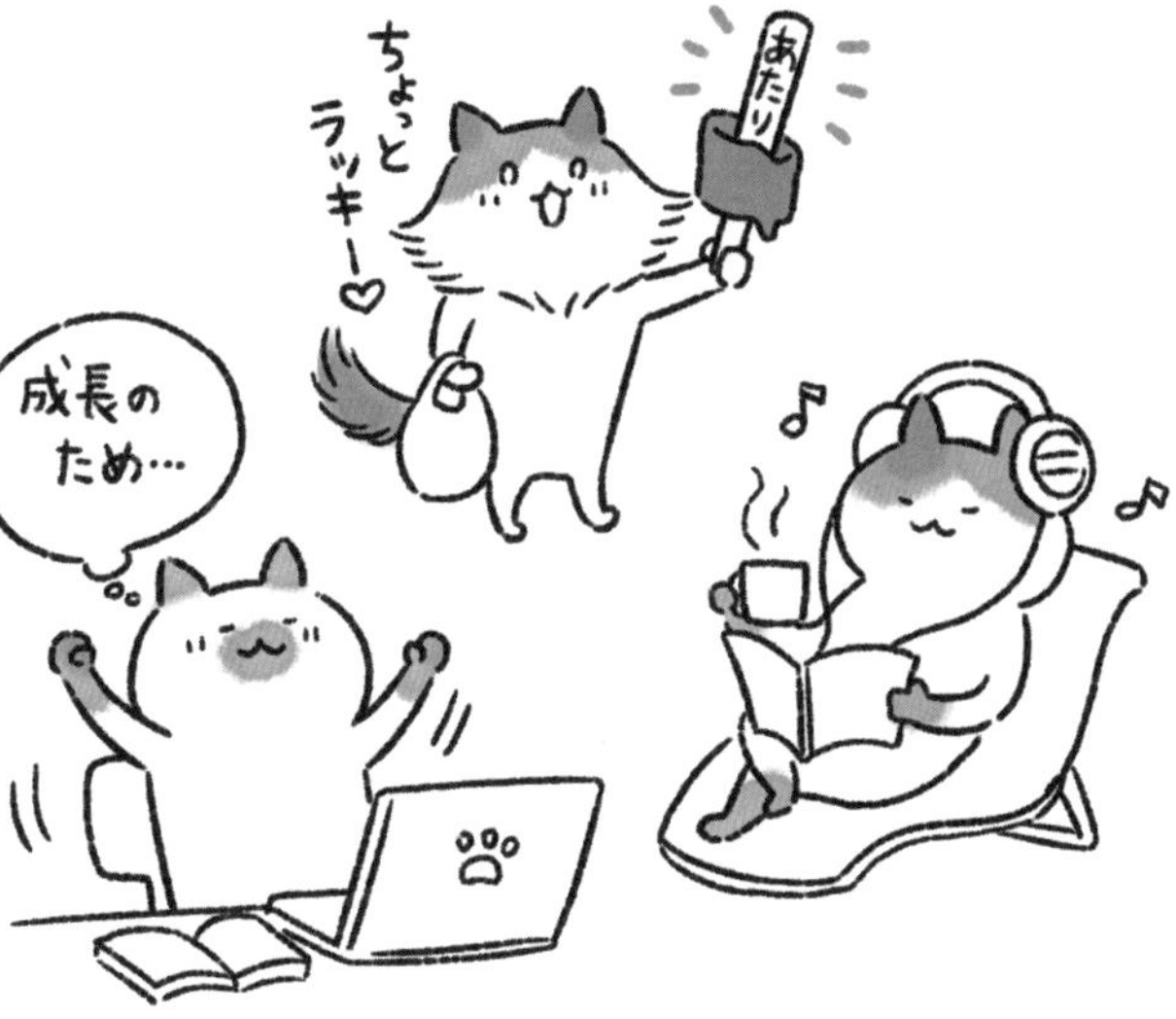

部が、いの一番に組織のスリム化のターゲットにされました。結果、人員は半減し、仕事量は倍になったんです。

上司がプレゼンテーションするために必要な資料をつくらなければならない、ある企画を通すために社内稟議書《りんぎしょ》を何枚もつくらなければならない、日々報告書を書かなければならない……そんな仕事のための仕事が急激に増えてくると、すべてが不要な雑用のように思えて、とても虚しくなりました。

上司のためのお膳立てやら、複雑な稟議システムがあるために生じる形だけの手続きやら、提出することに意義がある無意味な報告書やら、旧態依然とした仕事をなくさずして、なにがリストラだ、と会社を恨みましたね。

でも、イヤイヤ仕事をしていると、ストレスが倍増するんですよ。これではいけない、自分が潰されてしまうと思って、とりあえず自分に『これは仕事のための仕事ではない。自分がもう一回り成長するためのある種の修行なんだ』と言い聞かせました。

と同時に、単に仕事をこなすだけではなく、たとえば『プレゼンの資料づくりを一時間で終え、上司に速いねと言わせる』といった挑戦をしたり、報告書に『今日の一日一善』なんて欄をつくって、いいことをした自分に密かに満足したり、稟議書にちゃんと目を通す人が何人いるかを予想して楽しんだり、ちょっとした工夫もしました。

不思議ですが、修行だと思えば、そんなに辛く感じなくなりました。常に心のなかで『修行、修行……』とつぶやいていると、がんばらなきゃという気にもなれます。また、それまでは自分がやりがいを感じている仕事が後回しになって残業が増えたことも不満だったのですが、修行している身となれば時間外労働も当たり前。料理人の見習いが、店を終えてからやっと、さまざまな料理に挑むような新鮮な気持ちで、〝本業〟に取り組めました。

それに、積極的に仕事していれば、『このプロセスを省いて、仕事を効率化したらどうでしょう?』といった提案もしやすい。イヤイヤやってると、前向きな提案をしても相手には『こんな無駄なこと、もうやってらんないよ』という愚痴にしか聞こえませんからね」

R夫さんのように、「仕事を通して成長するんだ、忙しさも修行のうちだ」と考えれば多少なりとも「こんなくだらない仕事に精を出してなんになる」と腐る気持ちは軽減できるだろうし、日々の仕事のなかに楽しさを見つけられれば苦痛はいやされる。

「仕事とは本来、つまらないもの。でも、食うためにはしょうがない」と悲観的に捉えていたり、逆に「精神を高めるような仕事でなければ、真のやりがいなんて見出せない」と高い理想論に縛られていたりすると、仕事はたちまちおもしろくなくなるものなのだ。

どんな仕事にも、楽しみを見出すことはさほど難しいことではない。コピーとりを頼まれると「機械の前でボーッとしている時間が与えられた。嬉しい」と感じるOL嬢もいるのだから、モノは考えようである。

人はふつう、報酬や地位、達成目標等、仕事に対する高いモチベーションを得られる要素があれば、多忙を苦ともしないものだが、〝やる気〟の引き出しはそれだけではない。「仕事そのものが楽しい」という感覚が持てるかどうかも重要なファクターである。

忙しさが苦になるようなら、「どうして楽しくないのか。どうすれば楽しくなるのか」を一度、自らに問うてみてはいかがだろう。

「イヤだけど、ガマンしてやる」がんばり屋さんではなく、「どんな仕事も楽しんじゃう」楽天家を目指すのが、多忙をストレスにしないとっておきの方法でもある。どこかで、「どのみち仕事をやるのなら、イヤイヤやるのはソン。明るく楽しく取り組もう」と思い切るのも必要だろう。

もう一つ、仕事の目的は必ずしも、仕事の延長線上になくてもいいと私は思う。「家族の生活を少しでも豊かにする」とか、「趣味の世界に没頭する資金を調達する」といった目的の手段であってもいい。

「仕事に対して失礼だ」と怒る人もいるかもしれないが、なにも仕事の手を抜くわけではなく、他の楽しみのためにがんばるのだから、悪いことではない。

実際、一年の半分をタクシードライバーとして働き、その所得を資金にして冬を山で過ごす、そんな生活をもう十年以上続けている人もいる。

彼は冬じゅう、大好きなスキーを存分に楽しみ、合間にボランティアで子どもたちにスキー指導をしている。「冬山が呼んでいると思えば、どんなに忙しくても仕事が苦痛になることはありません。最近は思うように稼げないけど、懐が寂しくなったらちょいと山を下りて小遣い稼ぎをするだけのこと。子どもが成人したらそういう暮らしをしたいと、個人タクシーで営業できるようにがんばったんだから、満足してますよ」と彼は言う。

仕事をする目的は人それぞれ。「なんのために仕事をしているのか」をきちんと認識していれば、多忙によるストレスはかなり軽減されるのである。

「自分の時間」のつくり方

「今日も残業。飲み会の約束はドタキャンだ」、「休日出勤続きで、好きなテニスもできない」、「ゆっくりお昼を食べている時間もない」……こんなふうにプライベートな「自分の時間」を持てない忙しい日々を送っていると、ストレスはどんどんたまる。心がリラックスできないからだ。

うまくできたもので、忙しいの「忙」の字は「忄（心）を亡くす」と書く。つまり、「忙しい」とは「心を亡くす」状態。心を取り戻すためには、忙しさから解放されて「自由な時間」を持つことが唯一にしてベストな方法だとわかる。

では、あなたは「自分の時間」をどのように捉えているだろうか。友だちと好きなことをして遊ぶ時間だろうか。それとも、家族とともに過ごす時間、自分の部屋で一人くつろぐ時間だろうか。いずれにせよ、煩わしさを感じさせる仕事や人がいない時間に違いない。

だから仕事が忙しいと、「自分の時間」がないように感じてしまうのだ。

ちょっと発想を変えて、「自分の時間」は仕事中でもつくれると考えてみたらどうだろう？

どんなに忙しいときでも、四六時中仕事に集中できるわけではない。なのに多くの場合、「忙しいから、休まず働かなければならない」と思い込み、机の前から離れられないだけのように思う。

たとえば、「お昼を食べる時間もない」から、誰かにコンビニでサンドイッチを買って来てもらい、つまみながら仕事をするとしよう。能率が上がるだろうか？　とりあえず休憩にして外でササッと食べてくるとか、仕事の手を休めてお弁当を食べることに専念するとか、あるいは空腹をガマンして仕上げてからお昼をとりにいくこともできるのではないか。

そのほうが気分転換になって、仕事も進むはずだ。

それに、食事をとることは自分の体にエネルギーを与え、舌を喜ばせる行為なのだから、大切な「自分の時間」である。これを犠牲にしてまで仕事をしていると、大きなストレスに襲われることになる。多忙をストレスにしないためには、食事の時間は決して、おろそかにしてはいけないのである。

また、外出仕事の多い人は、移動時間を「自分の時間」にするといい。本を読んだり、音楽を聴いたり、電車に乗っている人たちを観察したり……いや、なにもしなくてもいい。ちょっとウトウトするだけでも、十分に気持ちをリフレッシュできるだろう。

なかには、「移動中は訪問準備の時間。資料を読んだり、心のなかでセールストークをリハーサルしたり、とても仕事から離れられない」と言う人もいるだろうが、本気で「自分の時間」が欲しいなら、そんなことをせずにすむように仕事を進めるべきだ。

そもそも、移動中にあたふたと準備をしているような人が、訪問先でいい仕事をできるわけはない。出張等で長時間移動するときならともかく、二十〜三十分

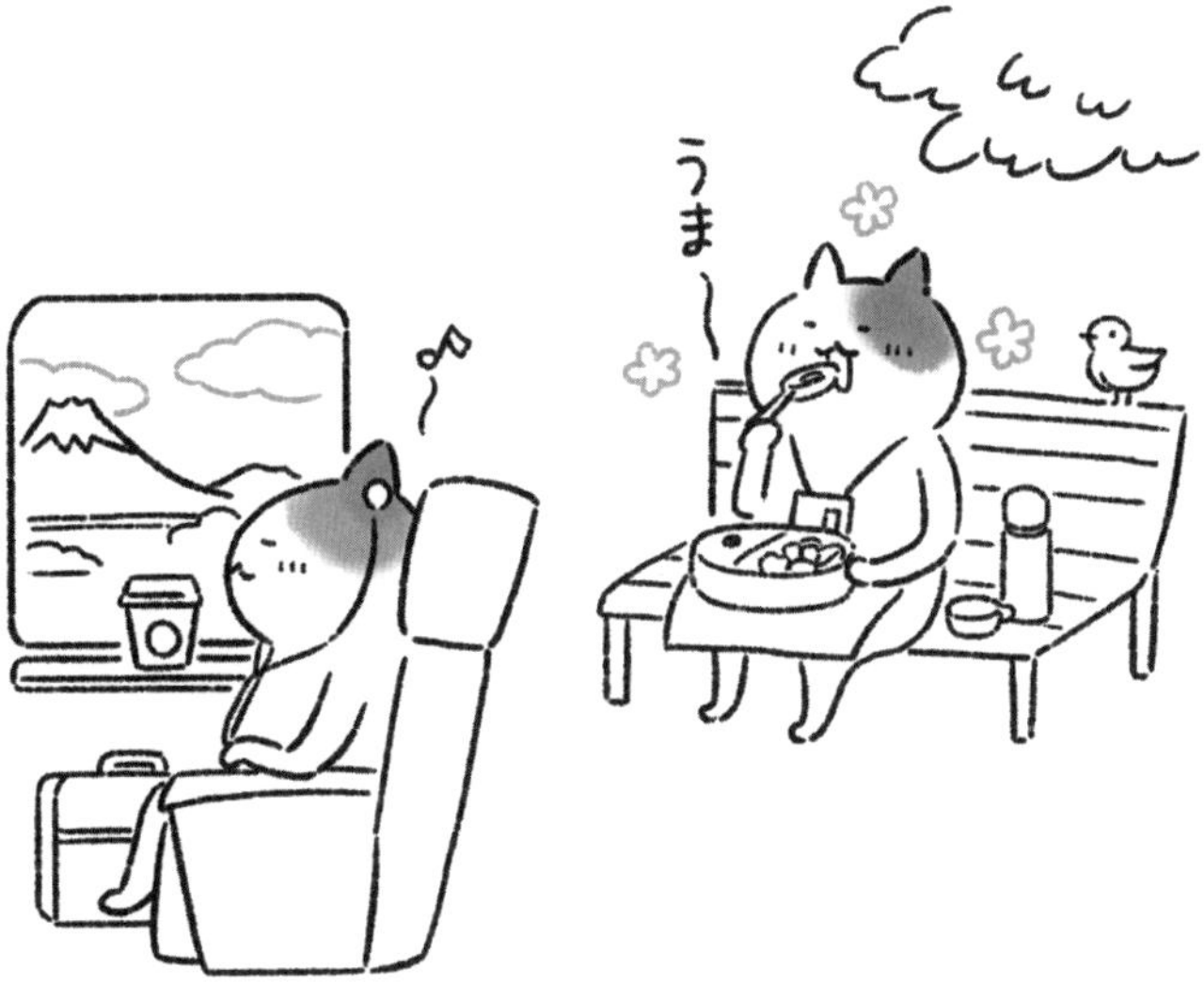

の移動時間まで仕事に費やさねばならないほど忙しいという人は、それを嘆く前に、自分の仕事のやり方を反省するほうが先だと私は思う。

このほか、「明日の朝一番に必要な仕事」で忙しいようなとき、夜の残業を早朝仕事に回す手もある。そうすれば、夜の時間を完璧な「自分の時間」にすることができるではないか。どのくらいの時間で終えられるかが予想できる仕事なら、たまには夜の残業をスッパリと切り捨てることをお勧めする。

残業は早朝派のM太郎さん（四十八歳）によると、「疲れた頭で深夜仕事をするより、早朝のほうが仕事ははかどる」とのことだ。彼は言う。

「トシのせいか、朝早く目が覚めるし、若いときほどムチャな飲み方をしなくなったから朝もそんなに辛くないし、残業は早朝のほうが具合いいくらいですよ。部下も、私が早く帰ると嬉しいみたいだしね。

ただ、そうは言っても、夜七時より前に仕事を終えるのは難しい。〝自分の時間〟に飢えることもしばしばなので、仕事の立てこみ具合や進み具合を見ながら、疲れてきたなと感じたら自分で勝手に〝ノー深夜残業デー〟をつくっています。

いま、月に一度くらい、平日に東京ドームのチケットをとって、その日だけはなにがなんでも、早朝出勤をしてでも、五時半までに仕事を切り上げる……なんてこともしてますね。小学校五年生の息子とドームに行って、ビールを飲んで、大声張り上げて観戦するのが、いいストレス解消になってます。

私が思うに、〝自分の時間〟というのは、つくろうと思わなければつくれない。それに、〝自分の時間〟がなければ仕事も停滞するから、忙しさに縛られる時間が長くなります。仕事の隙間時間を含めて〝自分の時間〟をいっぱいつくり、リフレッシュしながら仕事をしたほうが、結局は忙しさに追い詰められることもないし、成果もあがるでしょう」

仕事が忙しくて「自分の時間」が持てないときは、自分自身に「仕事の効率を上げるために〝自分の時間〟を持とう」と言い聞かせ、どこかで忙しさにピリオドを打つ勇気を持つこと、それが多忙をストレスにしない秘訣だと言えよう。

忙しさが成果になって現れないとき……

「こんなに忙しい思いをしたのに、成果が出なかった」、あるいは「忙しいわりには、いっこうに成果があがらない」というときには、疲れがドッと押し寄せて、忙しかった日々がたちまちストレスになる。と同時に、成果を出せない自分を責めるようにもなる。

誰しも、「努力が報われないのは、自分の能力に問題がある。ダメな人間だ」と落ち込んだ経験をお持ちだろう。

成果には、仕事に応じてさまざまなものがある。営業のようにすぐに数字で出てくる仕事もあれば、研究者のように謎を解き明かすのに何年かかるかわからない仕事もある。家事のように、なにをもって成果とすればいいのか、明確な尺度がない仕事もある。そう、〝目に見えない成果〟というのもある。

どんな仕事にも共通するのは、期待している成果がなんであろうと、「忙しい思いをしただけ」だと暗澹《あんたん》とする場面が決して少なくはないという点だろう。

ここで私が提案したいのは、成果を多角的に捉えてみることだ。仕事をするプロセスにおいては、たとえば「今日は取引先の、笑顔を見せないことで有名な気難しい課長が笑った」、「残業したおかげで、雨に遭《あ》わずにすんだ」、「この仕事のおかげで、初めて根津の町を歩くことができた」、「資料集めをしていたら、思いがけず好奇心が蠢《うごめ》く事柄にぶつかった」、「出先でおいしいお菓子をご馳走になり、グルメリストに新たな一品が加わった」など、なにかいいことがあるはずだ。

どんな些細なことでもいい、それも成果の一つに数えるといい。そうすれば、「期待した成果はあがらない。でも、収穫はあった」と思える分、少しは気持ちが救われるし、忙しさからくるストレスも軽減される。

何事に付けそうだが、心が喜ぶことは何度も大げさに喜び、脳に強烈な成功体験として覚えこませ、気持ちが沈むことは短時間で集中して悩んで、あとは考えないようにするのがベストだ。いつまでも悩みを引きずっていて成果があがれば悩む価値もあるが、そんなことはあり得ないのだから、反省点を胸に刻み込むだけで十分である。

脳は、何度も学習したことは忘れない。同じ脳内回路を繰り返し使うことによって、ちょっとした刺激で記憶が甦るようなシステムが構築されるからだ。だから、落ち込んでマイナス思考が堂々巡りすると、その気持ちからなかなか逃れられなくなってしまう。

小さな成果（なんらかの収穫と言い換えてもいい）をたくさん見つけて喜ぶ余裕を持てば、目指す成果があがらないことで心が塞がれることもないはず。「忙しさも全く無駄ではなかった。割に合う、そこそこ嬉しいこともあった」と思うことで、うつ病を招くほどのストレスからサヨナラできるだろう。

元気な人ほどストレスにご用心

稀に、「この人はストレスを知らないのではないか」と思えるほど、いつも元気な人がいる。パソコンを使って自宅で仕事をしているY代さん（二十四歳）はそういう女性だ。彼女はいつも、「好きなことを仕事にしているから、どんなに忙しくても大丈夫。忙しければ忙しいほど、嬉しいくらい」と言っていたものだ。

しかし、そんな彼女がうつ病になった。ある日突然、パソコンに向かう気持ちが失せてしまったのである。現在は治療を受けて、元気を取り戻したY代さんは、当時のことをこんなふうに振り返っている。

「私の仕事は、ホームページの製作です。二〜三ヶ月のロングタームで仕上げるものと、すでに立ち上げているサイトの更新をする短期の仕事と二種類あります。だいたい、長時間かかる仕事をしながら、合間にちょこちょこ短期の仕事を入れる……という感じですが、『さあ、これから長期の仕事に集中しよう』というときになると決まって、次から次へと細かい仕事が入ってきたりするので、けっこう忙しいんです。

でもまあ、それはいつものことだから平気なんですが、うつ病になった年は長期の仕事までブッキングして、なかなか一段落つけられない日々が続いていました。半年くらい、ほとんど休みなしで働いていたんですよ。

自分としては、『休みたいなぁ』という気持ちはあったけど、ストレスがたまっている実感はありませんでした。

でも、たまってたんですね。ようやく三日ほど休める状態になってボーッと過ごして、『これでリフレッシュできた。またがんばろう』とパソコンに向かったとき、なんだか首筋の痛みがひどくなってきて……。

実は少し前から、マウスを操作したり、キーボードを叩いたりすると、すごく肩が凝るようにはなってました。でも、それまで〝肩こり知らず〟を自慢にしていた私なので、『これが肩こり?』という感じ。一時的なものだと思っていました。

ところが、休んだ後だというのに肩こりは相変わらずだし、仕事をしていると首筋の痛みが重い頭痛に変わって、さらには右肩から腕が痺れるようになって……。仕事をしていないときはそれほどでもないものの、頭が重い状態が一ヶ月くらい続いたんです。

病院嫌いの私が『とりあえず、内科で診察してもらおう』と思ったのは、雑誌で『脳血管障害の発作を起こす人の多くが、発作の前に頭痛を訴えている』という記事を読んだからです。一人暮らしなもので、『突然、脳梗塞でも起こして倒れたら、助からない』と急に不安になってきて、仕事どころではなくなりましたから。

お決まりのパターンで、内科では異常なし。ストレスが原因だと診断されて、『ありがちな結論だなあ』という反発もありましたが、思い切って紹介していただいた精神科にかかることにしたんです。

やっぱりと言うべきか、幸いと言うべきか、軽いうつ病でした。いまにして考えると、忙しさに強いことに慢心して、休みをとらなかったことがまずかったのでしょう。それまでは、長期の仕事を一つ終えると、まとまった休みをとって旅行に行ったりしていたので、たまたまストレスコントロールがうまくいっていただけだったのかもしれません」

仕事をペースダウンさせながら一年ほど服薬治療を続け、さすがに「懲りた」Y代さんは、以来、意識して休みをとっている。フリーだけに、仕事を断るのは怖い気持ちが強いが、彼女はスケジュールを睨みながら、早めにまとまった休暇を設定し、『この時期は休む。東京から脱出する』と宣言して、その間は仕事が入らないようにしているそうだ。「仕事のお話をいただいてから断るのは苦手だから、予防線を張っておくんです」とのことである。Y代さんのように、ある意味でストレスに鈍い人は、「残業はもちろん、休日出勤も厭わない。どんなに働いても、なお元気！」なだけに、知らないうちに多忙によるストレスをため込むことが多い。

仕事が好きだから夢中で働くのはけっこうだが、心身を壊しては元も子もない。心の健康を過信せず、上手に休暇をとるように心がけて欲しいと思う。

仕事をやりたくないとき

自分が望んでいる仕事に就けない人は多い。また、望んでいる仕事だが、能力的についていけない人も少なくない。

いずれの場合も、「こんな仕事、やりたくない」、「この仕事は荷が重過ぎる」と感じた瞬間にストレスとなり、悩めば悩むほど、〝うつ病の種〟に水を注ぐことになってしまう。

望む仕事が得られない状況には、たとえば「第一志望の職種あるいは会社で仕事を得ることができなかった」、「不本意な異動を命じられた」、「上司がチャンスを与えてくれない」等の事情があろう。

また、荷が重い仕事に苦しむ裏には、「大した成果をあげられず、周囲の期待に応えられない」、「大きな構想は膨らむ一方なのに、一歩も動けない」といった気持ちが渦巻いているようだ。

こういう抑うつ状態から抜け出すためには、ストレスそのものを取り除く、つまり「望まない仕事や望んでもできない仕事はしない」ことであり、「自分が望み、存分に能力を発揮できる仕事をする」ことなのだが、そう事はうまく運ばない。「自分が望む仕事」と「仕事が求める人材」が一致しなければ失業してしまうし、やりたい仕事なのに「自分にはできません」と降参するのは屈辱だからだ。

しかし、「この仕事、自分には向いていないんだ」と悩んでばかりいると、うつ病を招くだけ。対応策を考え、なんとか適性を見出して、上手に対応していきたい。

間違った会社に入ってしまったとき

残念ながら、日本の教育は未だ、実社会とシンクロしていないのが現実だ。世の中には、社会に必要とされる職種が無数にあり、その一つひとつの職種にはさらに多くの活動の場がある、ということをほとんど知らない。

実際の会社に関しての情報はないも同然。おそらく漠然と、「金融関係の仕事に就きたいなあ。そこで自分のアイデアマンぶりを発揮して、商品開発の仕事をしたいなあ」程度の考えを、「自分の望む仕事」に結び付けてしまいがちだ。だから、入社したとたんに、「会社を間違えた。商品開発の仕事ができない。こんなクレーム対応は自分にふさわしい仕事ではない」と短絡的に思い込んでしまうわけだ。

そんな事態を防ぐために本来、中学や高校生のうちから社会を構成しているさまざまな職業の情報を伝える教育をすべきだと、私は常々考えているが、それは教育の問題なので論議はさておき、「間違った会社に入ってしまった」と感じた場合はどうすればいいのか。まず認識しておいて欲しいのは、「実際問題、とにかく働いてみないことには、自分の望む仕事はそうやすやすとは見つからないものだ」ということである。

学校を卒業してすぐに「これが天職だ」と実感できる仕事に巡り会える幸運は、めったにない。大半の人が〝与えられた仕事〟に取り組むなか、さまざまな経験を通して自分の適性を見出している。

それに、会社は営利を追及する組織なのだから、人事に関しては適材適所を心がけているはずだ。長いスパンで考えて、「これを経験させておこう」という成長プランの下に人事を行う場合もあるだろう。それが本人の希望と違っていても、とりあえず挑戦してみる価値があるのではないか、自分の意外な能力を発見するきっかけになるのではないか、と私は思う。

仕事をする前から「自分には合わない」と決めつけると、やる気が鼓舞されない分、成果もあがらない。しかし、「この仕事は強制されない限り、自分から飛び込んでいく分野ではない。だからこそ、挑戦しよう」と思えば、やる気を奮い立たせることが可能だ。

そうして一年とか二年、三年がんばってみてから、改めて自分が望む仕事について考えてみるといい。入社したときの気持ちが続いているかもしれないし、与えられた仕事をするうちに全く別のやりたい仕事ができるかもしれない。同じ仕事でステップアップを目指したい気持ちが芽生えているかもしれない。

どうなるかはわからないが、たしかに言えることは、「与えられた仕事をがんばった人には、自分の能力をここに生かせると確信できる具体的な希望が生まれ、本当に望む職を発見、獲得するチャンスが到来する」ということだ。

希望職種に対して「どうしても譲れない」ほど強く激しい気持ちならともかく、そうでないならば落ち込むより前に、与えられた仕事をやってみることをお勧めする。

会社人生、まだまだ先は長いのだ。

望まない異動でショックをうけたとき

異動先に不満を抱く原因の多くは、従来の仕事より「日陰の部署のつまらない職種」だと感じることにある。

しかし、営利を追求する企業は、会社にとって必要だからその部署を置いているのだ。それを忘れてはいけない。

不本意な異動を命じられたらまず、「どんな職種も必然性があるから存在する」と考えて、「つまらない職種だ」という先入観を払拭《ふっしょく》しなければならない。

次に考えるべきは、会社がその職種に対してなにを望んでいるか、そのなかで自分はなにができるか、ということである。「なにも見つからない」なんてことはあり得ないと私は思う。

とくに不景気をかこつ現代、会社は必要としない職種に人員を割《さ》くような愚《ぐ》は犯さない。希望の職種ではなくとも、どこかにやりがいを見出せるはずだ。不本意な異動であったとしても、「異動はサラリーマンの醍醐味。予想もしない仕事に挑戦できる」と思えばいいのである。

たとえば、建設会社に勤めるT美さん（三十七歳）は、女性に人気の高い花形職種である本社広報で働いていたが、つい最近、ある工事現場の総務に異動になって「大きく落ち込んだ」という。「肩叩き」だと感じたのだ。

しかし、会社が五〜六年がかりで取り組むプロジェクトの現場だけに、活気があふれている。自分一人落ち込んでいるのが馬鹿らしく思えた。そして、「総務という仕事を通して現場のみんなをサポートする」ことに仕事の意義を見出したのだ。

自分の役割が見えてくると、不本意な異動を恨む気持ちは薄れてくるものだ。T美さんも新しい仕事に燃える一方で、「広報とのパイプを活用して、現場でしかキャッチできない情報を提供する」など、これまでのキャリアを生かした仕事にも精力的に取り組んでいるという。

彼女の話を聞くと、異動を命じられた人は、各部署を有機的につなげる役割をも果たすことになるとわかる。キャリアを重ねる意味は、そこにもあるのだ。

ただ、新天地でがんばってもなお、「この仕事は向いていない、やりたくない」

という気持ちが長く続くようなら、言い換えれば「やりがいはあると思う。でも、自分はほかの仕事をやりたい」思いが強いようなら、本気で転職や起業という選択肢も含めて将来を検討するといい。好きな方向への道が、自ずと開けてくるだろう。

もっとも、中高年になってから、リストラ予備軍として閑職に追いやられるなど、いかにも〝不条理〟な異動のターゲットにされた場合は、なかなか気持ちを変えることができない。「君に与える仕事はないよ」と言われたのも同然だから、人格が貶められたような気持ちになって落ち込むのは当たり前だと思う。

そんなときはどうするか。「仕事をしなくても給料をもらえるんだからありがたい」と斜に構えてノンビリしていられるならば、あるいは会社の不当人事を糾弾する活動に元気を発揮できるのであればＯＫだが、そうもいくまい。

「私は無能な人間だ」と自分を責めたり、「周囲のみんなが私を馬鹿にしている」と被害妄想気味の考えに囚われたり、「私の三十年を返してくれ」と会社に対する恨みが募ったり、そういうマイナス感情しか働かないことがほとんどだろう。

そうなると確実に抑うつ状態が悪化する一方なので、どこかで自分を辛い環境から解き放つしかない。再就職の厳しい時代ではあるが、針のむしろに座らされているだけの将来のない毎日を選択したところで、心の病気を招くだけだからだ。しばらく休んでリフレッシュし、その後じっくり、将来を考えるべきだろう。

その際、「キャリアを生かそう」と考えて希望職種にこだわりを持ち過ぎると、またまたうつな気分になるだろうから、「仕事の種類は山ほどある。全く門外漢の仕事でもいい。ゼロから始めるという楽しみがあるし、人生の経験値はどんな仕事にだって生かせる」くらいの軽い気持ちで職探しを始めたほうがベターである。

やりたい仕事なのに重荷になるとき

仕事に対する意欲はあるのに、さぼりたい気持ちなどこれっぽっちもないのに、どうしても仕事に着手する気になれない。そんなふうに意欲が空回りするときは、その仕事があなたにとって「荷が重過ぎる」可能性がある。

しかし、仕事ができない原因は、必ずしも怠け癖や、能力の欠如にあるわけではない。仕事に意欲的な人は自分を責めがちだが、そうなるとますます抑うつ状態が重くなるので、注意が必要だ。

真面目で責任感の強い人ほど知らず知らずのうちに心が重圧を受け、どうしても仕事に向かえないとき、うつに抵抗しようとがんばってしまう。しかし、それでもどうにもならないなら、その道からドロップアウトする勇気を持つことが大切だ。自分を追いつめてはいけない。

また、責任感が強いがゆえに、「受けた仕事を断るわけにはいかない」と思うだろうが、「断ることが自分を救済する唯一の方法」であることを自分に言い聞かせなくてはならない。

やりたい仕事が重荷になるときは、仕事を断ることも一つの手である。

完璧主義もほどほどに

何事にもパーフェクトでないと、自分自身に満足できない人がいる。そういう人のなかには、「仕事でミスをして叱られる」と、「なにくそ！」とすぐに立ち直って闘志を燃やす人もあれば、「もうミスをしてはいけない」と思う余り行動が消極的になる人、自分を情けなく思う気持ちが強いために長く落ち込んでしまう人もいる。うつを発症しやすいのは、言うまでもなく後者二つのタイプの人である。

とくに、一度のミスで萎縮して、またミスを犯して萎縮して……といったことを何度か繰り返すと、「自分はダメな人間だ」という自罰の気持ちが強くなり、しだいに抑うつ気分が募っていくことになる。

完璧主義というのは、高い理想に向かって邁進するエネルギーを生む効果もあるが、ストレスに弱い人にとっては重荷にしかならない。また、「自分がこうあるべきだ」というレベルが高すぎる人も、落ち込むことばかりが増えることから、ストレスに押し潰されてしまう傾向が強い。

完璧主義と聞くと、「私はそんなことはない」と答える人が多いだろうが、私に言わせれば、物事をなにかにつけてこうあるべきだと決めつけて考えている人は皆、完璧主義者である。

自分自身のあるべき姿を高いレベルに置くこと自体は悪いことではない。しかし、「べきだ」と考えると、たちまち窮屈になる。

完璧主義や高すぎる理想に囚われる前に、「こうありたい。でも現実はこうだ」という、完璧でも理想的でもない等身大の自分自身を認識しておくことが必要だろう。そうすれば、「こうありたい」自

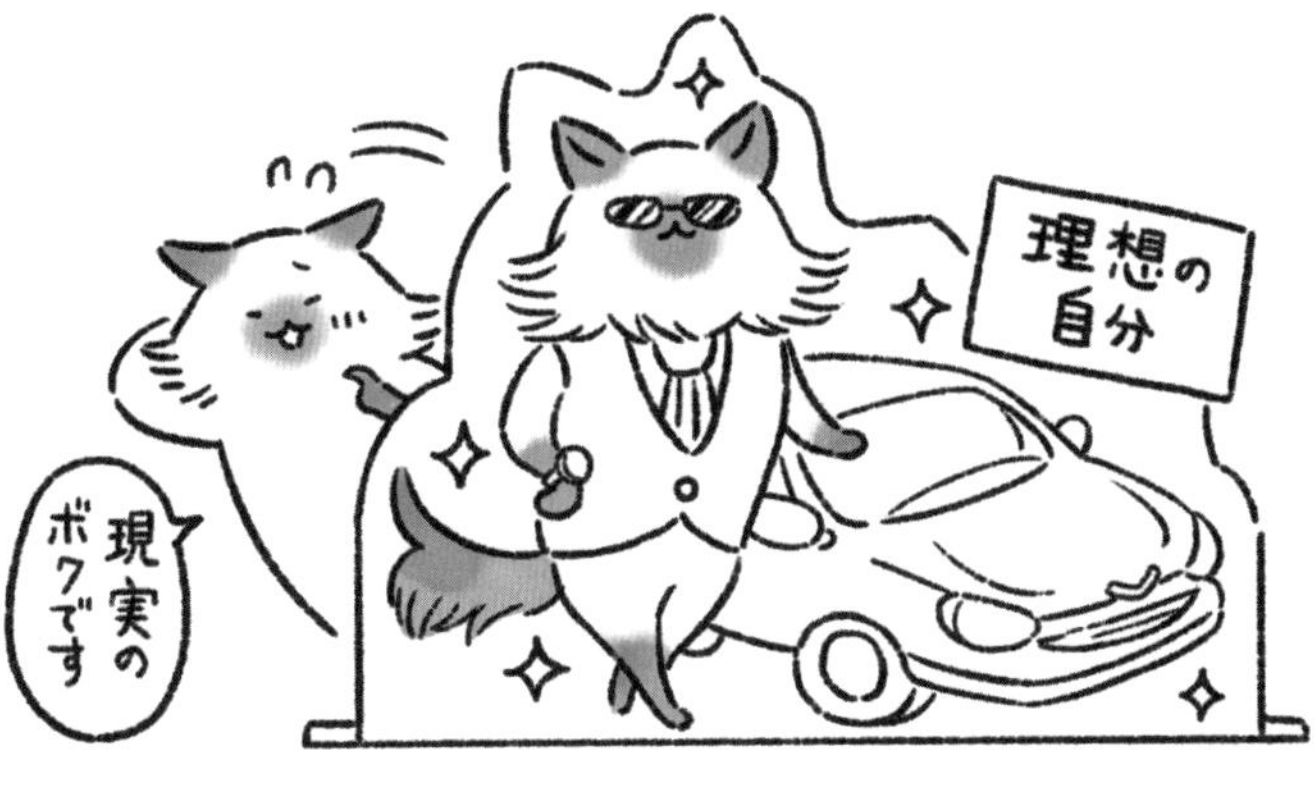

分とかけ離れた行動をしてしまっても、そんなに長く落ち込まずに立ち直れるのではないだろうか。

「べきだ」思考の強い人は危険！

新しい役職に対して「こうあるべきだ」という思いが強いと、昇進うつ病にかかる危険性が高い。第1章で少し、自分が思う通りの仕事ができないことで悩み昇進うつ病になった人の例をお話ししたが、それとは違ったケースもある。

仕事をする前に、新しい役職に就く人物の理想像を必要以上に高く思い描いてしまい、「自分はその器ではない」と悩む場合だ。

そういう人はまず、自分を昇進させてくれた人の気持ちを考えてみるといい。自分では気づかないかもしれないが、上司なり人事部なりはあなたにその役職に見合うだけの潜在能力があると判断したからこそ、昇進を決めたのだ。人材の発掘と育成を使命とする彼らの判断だ、自信を持っていい。

ただし、「期待されている」と思うと、それがまた重圧になるので、「仕事が人をつくる、器が人を育てる」ことを肝に銘じて欲しい。

「最初から器に合う仕事ができる人はいない。仕事をするうちに成長し、器に合った人物になる」と思えば、自分の成長を実感しながらだんだんに、役職にふさわしい仕事ができる人間になる喜びが得られるはずだ。

とにかく「べきだ」思考の強い人は、ハードルを一気に高くする傾向がある。たとえば、課長に昇進したとすると、課長になったその日から課長らしさを発揮しようとしてしまうのだ。ハードルの目盛りを少しずつ高くしていき、徐々に課長らしくなっていけばいいではないか。課長を務める期間はたっぷりあるのだから、あわてることはない。

昇進に限らず、自分の可能性が広がるような仕事を与えられたようなときも同じだ。重責を感じて緊張し過ぎることなく、また「ここが能力の見せどころ」とばかりにがんばり過ぎたり、背伸びをしたりすることなく、平常心で仕事と向き合って欲しい。

もう一つ、考えに入れておかなければいけないのは、出世階段を上っていくことだけに会社員の価値があるのではないということだ。

どうしても新しいポストに対する苦痛から逃れられない人は、もしかしたら心の底では「ストレスも重責もゴメンだ。ほどほどの仕事で、ほどほどの給料をもらえればいい」という人生観を抱いているのかもしれない。自分の生き方を足元から見つめ直し、「会社人たる者は出世を志すべきである」という考えをほぐしてやる必要があるだろう。そのうえで、昇進を辞退して、のんびり生きる道を選択する方法もある。

なにも消極的な生き方を推奨するわけではない。「重責を背負わされるのは苦痛だ」という人が責任ある仕事を任されると、間違いなくうつ状態になるから、警告するのだ。

長男が不幸にして亡くなったことから、家業の工務店を継がなければならなくなったU一郎さん（三十二歳）がそうだった。

彼は親から家業を継ぐように言われたとき、「僕は責任感がない人間なんだ。だから、経営者には向いていない」と必死で抵抗したという。しかし、親は納得しない。彼の話に耳を傾けようともせず、経営者のあるべき姿をこんこんと諭して聞かせるばかり。

しょうがなく「長男亡き後、次男の自分が継ぐべきなのだろう。がんばってみよう」と経営者におさまったＵ一郎さんだが、三ヶ月ともたなかった。本人が予想した通り、重責に押し潰されたのである。

彼は「責任感がない」どころか、「責任感があり過ぎる」ために、経営者として親から期待されている能力を発揮できない自分に、経営者のあるべき姿とはほど遠い自分に、悩んでしまったのだ。

Ｕ一郎さんはしだいに、道の真ん中で突如しゃがみ込む等、自殺願望があるのではないかと思われる行為が目立つようになった。そうなって初めて、両親も「あの子には無理だった」とあきらめ、Ｕ一郎さんは経営者という仕事を離れることができた。

現在、Ｕ一郎さんは通院してうつ病の治療を受けながら、ときどき経営者になる前のように、一従業員として家業を手伝っている。

自分の性格、生き方をきちんと認識し、望まない〝昇進〟には「ノー」と言う。それは恥ずかしいことではなく、自分らしく生きるための勇気ある行動なのである。

八十点主義でいこう

女性には、結婚や出産、子育てといった転機がある。これらは悲しいかな、「キャリアアップを阻む要因」でもある。そのために、子どもが欲しいのに出産する勇気を持てないまま数年をうつうつと過ごしたり、仕事も子育ても家事も中途半端にしかできない自分に悩んだり、あるいは独身を通して働くと決めたのに仕事で大した成果もあげられずになんのための人生かと嘆いたり……そういうことのすべてがまた、ストレスになってしまう。

これも「キャリアウーマンとして、妻として、母として、すべてを完璧にこなそう」とするところに問題がある。

私は常々、「何事も〝八十％主義〟でいい」と考えている。いや、年を重ねた近年は、「六十％でけっこう」とさえ思っている。

自分に対して完璧を望むと、うまくいかない場合の落ち込みが激しい。少々の失敗や欠点が許せず、それに足元をすくわれて「自分はダメな人間」だと身動きがとれなくなる。と同時に、クヨクヨと悩む自分にまた嫌気がさし、どんどん泥沼に入り込んでいく。

これでは好んで、人生を難しく生きようとしているようなもの。「満点でなくてもいい。八十点とれればいい」と考えれば、もっと気楽になれるのである。

また、近ごろはキャリアのために結婚や出産を人生プランから〝除外〟する女性も増えているようだが、それが本当に自分の望んでいることならともかく、そうでないならあきらめることはない。

「仕事も家事も子育てもなんて、自分にはとてもできない」と考えるなら、子育て期間だけ人生の軌道を〝マミートラック〟に切り替えて、キャリアアップのスピードを落とす方法もある。

ＰＲ会社に勤務していたＫ恵さん（四十歳）は、一二年ほど前に人生の軌道修正をした女性である。彼女は三十七歳を迎えたとき、ふと思ったそうだ。「このまま忙しい仕事を続けていると、本当に出産する機会を失してしまう」と。そこで、〝子づくり退職〟を決意した。「妊娠してから進退を決めてもよかったのですが、仕事をしていると、『いまはまだ、休むわけにはいかない』と考えてばかりで、なかなか踏ん切りがつきませんでした。育児休暇の間にポジションを失ってしまうのではないかという不安もあったし、ダブルインカムのリッチな生活が崩れることも怖かった。それで、いわゆる出産恐怖症になってしまったんです。

原因の一つは、勤めていた会社の環境にもありました。同僚のなかには、育児休暇後に閑職に追いやられてしまい仕事に絶望して辞めていった人とか、同じポジションに復職できたものの事あるごとに『これだから、お母さん社員はイヤだよ』と露骨に言われるなどのいじめに耐えられなくてリタイアした人とか……働くお母さんを応援する空気がないのです。育児休暇後のことを考えると、本当に憂うつでした。

当時は、復職後の生活を考えると憂うつ……という状態だったので、もう悩まないために会社を辞めることにしました。子育てが一段落してから考えよう、そう思ったんです。決意したとたん、急に心が晴れ晴れとして、自分でも驚きましたね。

私の場合、会社がとても忙しい時期に退職したのですが、それがかえってよかったみたい。裏切り者のように非難されると思ったのに、意外にも上司は「ときどき、フリーとして仕事を手伝ってよ」と言ってくれたから。

結局、〝子づくり期間〟もほとんど社員のように働いたわけで、なにも変わらない状況ではあったものの、気分的にはすごく楽になりました。管理職社員としての雑用が減る分、仕事をペースダウンできたし、『無理ならば断ればいい』と思うと余裕ができるし。

もちろん、気まぐれ仕事なので収入は三分の一ほどに減りましたが、これも収入がゼロになる子育て期間に向けての助走だと思えば辛くありませんでした。

こうして退職二年後に、めでたく息子を授かりました。仕事はいまも、無理のない範囲で小遣い稼ぎ程度に続けています。息子が小学校三年生になるころを目処に、徐々に仕事を増やして、また〝キャリアトラック〟に乗るつもりです。

事情が許せば同じ会社に復職するかもしれないし、〝マミートラック〟を走りながら新しい可能性が開ければ方向転換するかもしれないし、将来は決めていませんが、細々とキャリアを重ねていけばなんとかなるとのんびり構えています」

K恵さんは「仕事でキャリアアップすることも、子どもを産んで育てることも私の夢」だからと、両方でがんばる道を選択しなかった。心の平穏のために、「子育て期間はキャリアアップのスピードを落とす」道を選んだのだ。これも一つの選択肢として、検討の余地があるのではないだろうか。

「仕事＝人生」ではない

仕事上の失敗についても、自分の問題として捉えられない人だとその痛みがわからないので、単に「なにをへこたれているんだ。元気を出してがんばれ」としか言えない。これはしかたがない。しかし、経験者なら「失敗の原因を冷静に分析して、そのうえで解決策を考えようよ」という方向で話ができる。この違いは非常に大きい。

そもそも、仕事で失敗をしでかしたときに最も大切なのは、原因を突き止めて立ち上がることだ。失敗を嘆いてばかりいてもなにも解決しないし、ましてや自分の人格を貶めたところで再起できるものでもない。うつの泥沼から足を抜き出すためには、失敗と正面から向き合うことが必要なのである。

経営者でなくとも、仕事で大きな失敗をすると、人は人生そのものを、あるいは自身の人格を嘆く考えに陥りがち。しかし、仕事上の失敗は仕事に原因がある。その失敗が人生観を覆すほどのものであったとしても、また人格に起因するものであったとしても、自分自身の人生や人格を否定するものではない。

長い一生、人生観を修正しなければならないときはあるし、仕事に必要な人格は失敗を重ねながら時間をかけて身につけていくものなのである。

「倒産、リストラ、仕事上の大きなミス……これらの要素は人生をマイナスに導くものだ」と考える人は、ある意味で完璧主義者だろう。仕事に対してたった一つの理想しか描いていないために、大きく躓くと、柔軟な思考力を失ってしまう。

「理想は一つではない」、「人生はいつでも軌道修正が可能だ。選択肢はたくさんある」、「失敗する自分もまた自分である。だからこそ成長がある」と考え、完璧を目指してがんばり過ぎないこと。「仕事＝人生」という誤った価値観を持たないこと。それが、仕事の失敗によるうつの餌食になることから身を救う考え方だと私は思う。

第3章
うつな気分が晴れる暮らし方

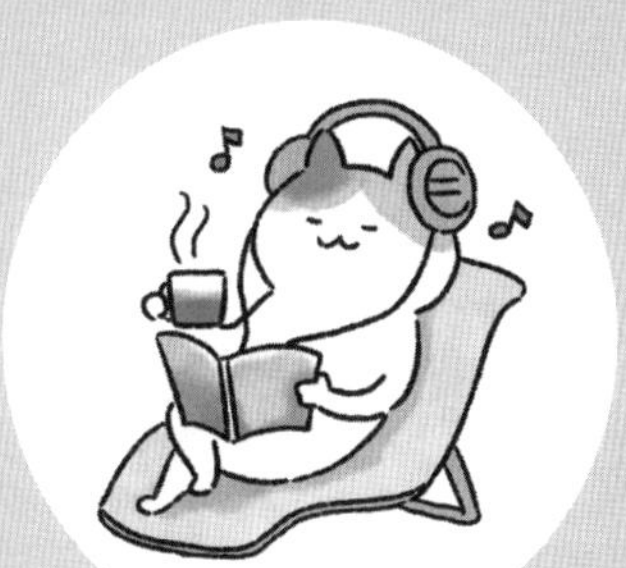

イヤな気分を一瞬で消す方法

人にはなんにつけ、好き嫌いがある。「好き」なことをしていると気持ちがいいし、「嫌い」なことばかり続くと気持ちが塞《ふさ》ぐ。「好き」なことだけをして生きられないのが人生だが、生活の随所に「好き」なことをする時間があれば「嫌い」なことにも耐えられるものだ。

というのも、「好き」という気持ちには、イヤなこと続きで滅入った気持ちを一瞬にして払拭《ふっしょく》する、ものすごく大きな力があるからだ。

たとえば、「憂さ晴らしに酒を飲む」こと一つとってもそう。お酒が好きな人は、飲むと幸せな気持ちになれるから、お酒を飲んで憂さを晴らせるわけで、お酒が嫌いならいくら酒を飲んでも憂さが晴れるどころか、逆に苦痛の種を一つ増やすだけなのである。

心にストレスを与えるイヤなことがあったら、なにか一つ、自分が幸せな気持ちになれることをする。そういう「好き」なことがたくさんあれば、ストレスをためずに暮らしていけるのではないだろうか。

お風呂に入るのが好き、野菜を切るのが好き、歩くのが好き、コーヒーを飲むのが好き、伸びをするのが好き、花の香りが好き、夕陽を見るのが好き……そういう些細な「好き」でいい。「好き」なものに触れるとき、心のなかで「好き、好き」を繰り返しながら幸せを噛みしめることをお勧めしたい。

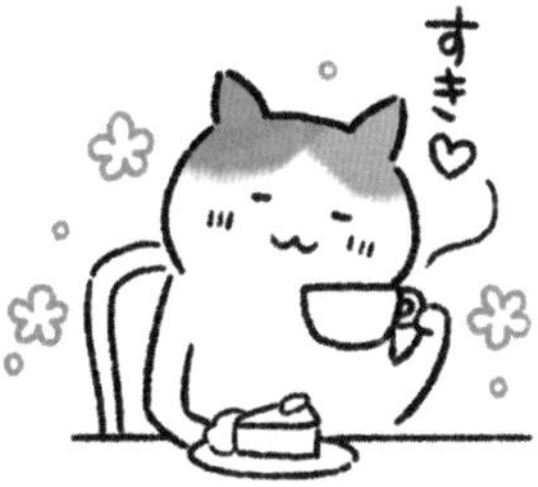

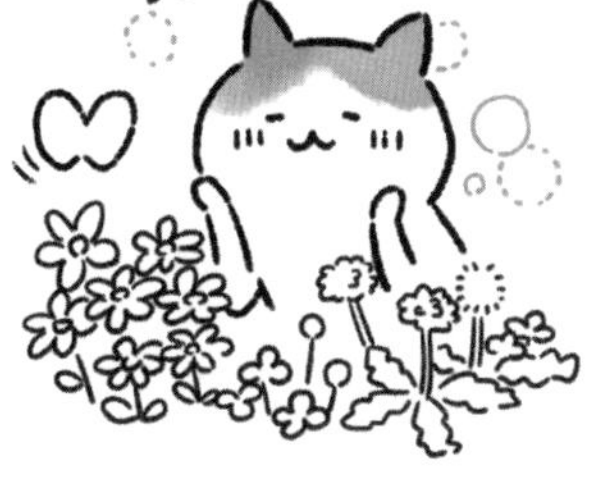

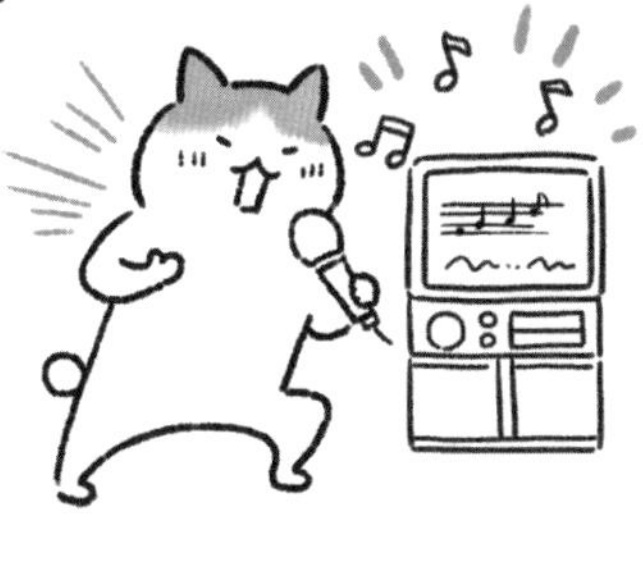

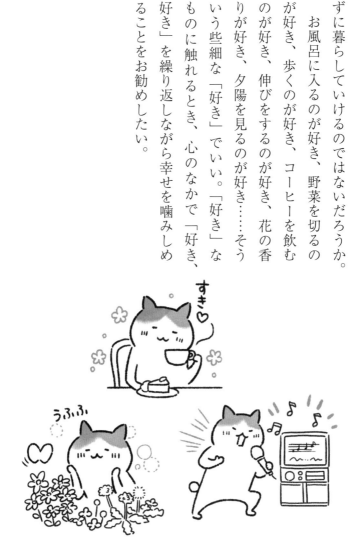

魔法の口癖で気持ちもスーッとなる

広告代理店に勤めるS美さん（二十四歳）は、しょっちゅう「またしあわせになっちゃった……」と呟いている女性である。上司などは「それ、口癖だねえ。それにしても、君のしあわせって安っぽいね」と皮肉っぽく笑うそうだが、彼女は意に介さない。

「たとえば、仕事が忙しくていらいらしているようなときは、あまりしあわせではないでしょう？　でも、デスクには大好きな花が飾ってあるから、私は大丈夫。仕事の手を休めて花を見て、『あ……またしあわせになっちゃった』と呟くだけで安らげます。

あと、とにかく食べることが好きだから、おいしい食事をすれば、それだけですごくしあわせになれます。海外に旅行したときなんて、食事のたびに『あっ……またしあわせになっちゃった』って言ってますね。そうすると不思議と、旅がより楽しくなります。

人を笑わせるのが好きだからジョークが受けたらとてもしあわせだし、テレビを見ていても大好きなタレントが出演しているシーンを見ればしあわせになれるし、帰宅した私を大好きな飼い猫が出迎えてくれれば一日のイヤなことは全部溶けてしあわせになれるし……そういうしあわせになれる瞬間が、私にはたくさんあります。逆に辛いときも、『後で好きなことをしよう』と考えるだけで耐えられますよ」

とS美さん。彼女は「好き」なモノに囲まれて暮らし、自分が「好き」なことをしているときは心のなかで「しあわせ」と呟く。そうして上手に、ストレスを少しずつ発散させているようだ。

「好きなことをして心を落ち着けなさい」と言うと、即座に「私には好きなことなんてなにもない」と言う人がいるが、本当にそうだろうか。日常生活のありふれた一シーンになっていて、「好き」の気持ちを忘れているだけではないだろうか。

S美さんのように、ほんの小さな「好き」の気持ちでいい。それを自分のなかで大きく膨らませれば、日常のどうってことない行動の一つひとつが、実は自分の気持ちを和らげるものであったことに気づき、それによってしあわせになれる自分を認識できるだろう。と同時に、「好き」の気持ちにこだわった暮らし方をするようにもなると思う。

また、いつもの自分とは一味違うことをしてみるのも効果的だ。新鮮な分、ちょっとウキウキした気分になれるからである。

いつもは着ない色の服を買って身につけてみたり、これまで使ったことのない食材でつくったことのない一皿を料理してみたり、いつも飲んでいるビールのブランドを変えてみたり、いつもとは違うルートで駅から自宅まで歩いてみたり……そういう些細なことで十分、気分転換できるはずだ。

実際、「気持ちが塞いでいるうえに、どんよりした梅雨空が続く毎日。どうにも気分が落ち込んでいたところへ、娘が赤い傘をプレゼントしてくれた。そんな派手な色の傘をさしたことはない。でも思い切って、その赤い傘をさして雨の中に出たら、なんとなく新鮮な喜びを感じた。ついでに傘とお揃いになる、赤いレインシューズを買おうという気持ちまでわいてきて、ちょっぴり幸せを感じた」というご婦人もいらっしゃる。いつもと違うなにか、それが心にプラスの影響を与えるのである。

抑うつ状態にあると、人は自分を不幸だと思い込む。「なにをしてもつまらない」と感じるかもしれない。だから、よけいに不幸な気持ちが募っていく。そんな悪循環を断ち切るためには、意識して小さなしあわせを噛みしめる時間を持つことが非常に大切だと言えよう。

うつ予防にはこの趣味を

うつを未然に防ぐためには、趣味を持つことが重要だとはよく言われることである。しかし、趣味と聞くとたちまち、「私は無趣味な人間だから」と萎んでしまう人が少なくないようだ。どうやら、趣味をご大層に考えているらしい。

そんな人はとりあえず、辞書で「趣味」という言葉を引いてみるといい。私の手元の辞書には、実用や利益などを考えずに「好きでしているものごと」と記されている。そう、要するに「好き」なことはすべて、趣味の〝守備範囲〟と言える。

そう考えると、いかに無趣味な人でも、趣味と言ってもいいものを一つや二つは思い出すのではないだろうか。

そのなかでもうつに効果的なのは、「不思議と心が安らぐ」類の趣味である。

女優の木の実ナナさんは、更年期性うつ病に苦しんでいたある時期、ひょんなことからこの「不思議と心が安らぐ」ものに出会ったという。

それは、泳げないナナさんがプールでウォーキングしていたときのこと。たまたま彼女と同じように歩いている人が多くて、「やだやだ、歩きにくいったらないわ」と思ったナナさんは、「あ～あ……」という気持ちになって、なんとなくズブズブと水の中に潜ったそうだ。すると、なぜか気持ちが安らぐ。

ビックリしたナナさんは、「この感覚はなんだろう?」と、確かめるためにまた潜ってみた。やはり気持ちがいい。水の中はナナさんにとって、とても心が安らぐ空間だったのである。

これは素晴らしい発見だった。「ウォーキングよりスキューバダイビングのほうが私には合っているかも」と思ったナナさんは、さっそくダイビングスクールに体験入学。水の下にスッと沈むだけで、〝水上の喧騒〟が嘘のように感じられる、その静寂がますます気に入ったという。

「海のなかの無音ってなんとも言えない。自分の吐く息の音だけがシューッと聞こえる、それがたまらなく好きで、いまではよくボーイフレンドと一緒に潜っています」

晴れやかな笑顔で語るナナさんである。

彼女のように、ある瞬間に感じた安らぎの感覚を大切にして、新しい趣味の世界を開拓するのも、「好き」なことを見つける一つの方法だ。

水中という異空間と出会わなければ、ナナさんももしかしたら、「泳げなくてもダイビングはできる」とか「一度、水中の世界に遊んでみれば、はまること請け合い」といった情報を受け入れずに「泳げない私がうまく潜れるわけないし、魚や海草にも興味ない」と決めてかかり、ダイビングとは接点のない暮らしを続けていたかもしれない。

また、作曲・編曲家の服部克久さんがなにかの雑誌で興味深いことを語っていたので、一つ紹介しておこう。

氏は十年以上前、「仕事柄、ほかの音楽を聴くと、惑わされることがある」ため、車で移動中はもっぱら鳥の声が入ったテープを聴くようになったという。

おそらく、鳥たちの声に心が安らいだのだろう。そのうち氏は、聞き慣れた声の主である鳥たちがどんな姿をしているか見たくなった。そして自然と、双眼鏡で自宅の窓から鳥を観察するようになり、地方へ出かけるときには必ず双眼鏡を携帯するバードウォッチャーになったのである。

しかし、氏は鳥の姿や表情、行動がおもしろくて、目が離せないだけ。鳥類図鑑と双眼鏡を手に、自転車で近所の公園にふらりと出かけていくのが常だそうだ。

ご自身が「そういうときって、仕事で煮詰まっていることがほとんどかな」と言っているところから見て、バードウォッチングは服部さんにとって、「不思議と心が安らぐ」趣味であるとわかる。

おそらく自分では意識されてないだろうが、氏は鳥を観察して過ごす時間を〝ストレスからの避難場所〟にしているように思う。「日本にいない鳥や、ごく珍しい鳥を見つけたときに興奮を覚える」バードウォッチャーと違って、その種のことにはなんの興味もないらしいから、究めたいという情熱を持ってのめり込んでいる趣味ではないことはたしかだろう。服部さんのバードウォッチングのような「単純に好きで、心が安らぐ」趣味を持つことが、実はうつの予防策でもあるのだ。

抑うつ状態にある心は、安らぎを求めている。ほんの少しでも安らぎを感じることがあったらやり過ごしてしまわずに、ちょっと立ち止まって「この感覚はなんだろう？」と反芻《はんすう》してみるといい。

なかには、「ある日ふと、紙をビリビリ破っていたら妙に心が安らぐのを感じて、これはいいと思いました。以来、私はちょっといらいらが募るとすぐ、〝人間シュレッダー〟と化して、家じゅうの紙ゴミを処分するのが趣味になりました」とか、「心が安らぐのはなんといっても入浴タイム。もっと安らぎをと貪欲に求めているうちに、入浴剤をあれこれ試したり、いわゆるお風呂グッズをコレクションしたりするのが趣味になりました」といった具合に、日常生活のなかで一風変わった「不思議と心が安らぐ」趣味をお持ちの方もいる。

心が安らぐ感覚にほんの少し敏感になるだけで、ストレスフルな毎日の〝ガス抜き〟ができる、心にいい趣味がきっと見つかるに違いない。

ペットを飼う効果は抜群

犬や猫、ウサギなど、ペットに愛情を注ぐ人は多い。「好き」どころか「溺愛」と言えるほどの可愛がり方。最近では、ペットもコンパニオン・アニマルと呼ばれるようになり、家族の一員として愛する向きが大半のようだ。

なぜ、人はこんなにも動物に〝はまる〟のか。

一つの理由は、「一緒にいると、いやされる」からだと思う。好きな人と一緒にいるときや、好きなことをして時間を過ごすときに幸せを感じるように、愛するペットがそばにいる、それだけでしあわせな気持ちになれるわけだ。

私の知人のなかにも「猫を飼うようになってから、全くいらいらしなくなった。

仕事や人間関係でイヤな思いをした日でも、家に帰って猫を一目見たとたん、心のコチコチが氷解する感じ。猫のおかげでいやされ、ともすればギスギスしがちだった日常から解放された」とか、「どんなに悩みを抱えていても、犬と散歩に出かけたり、ボール投げをして遊んだりしているうちに、なんとか解決しようという元気がわいてきます。ときどき、悩みを犬にぶちまけることもあるくらい。もちろん、犬に私の言葉が通じるわけはないのですが、胸がキュンとするくらいかわいい表情をしてくれて、ものすごく励まされますね」といった具合に、ペッ

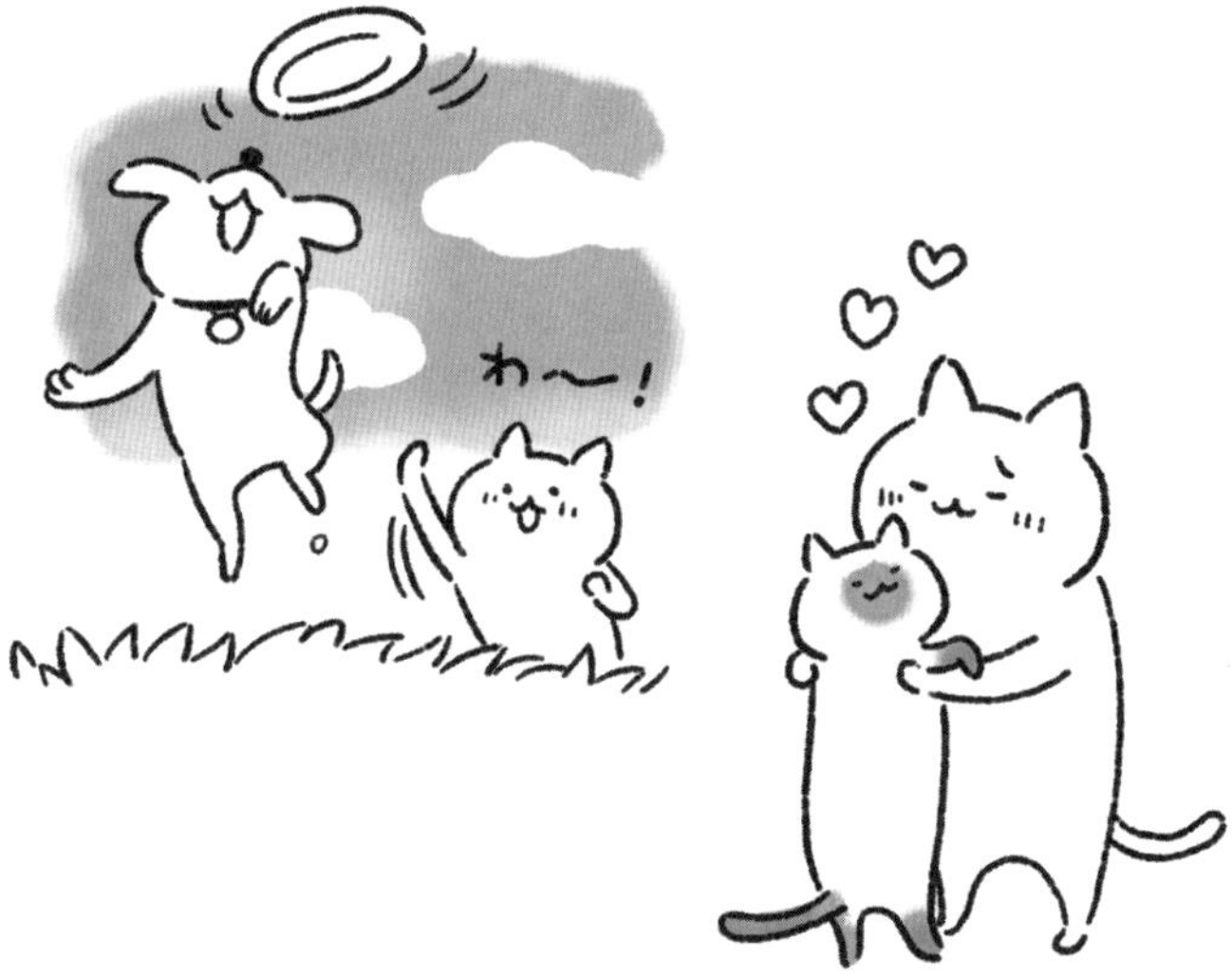

トの〝いやし効果〟を語る人は多い。

殺伐とした社会で暮らす人にとって、ペットと暮らすことは大きないやしになる。「猫嫌い」と言っていた人が、飼い始めたとたんに「大の猫好き」になる……なんて話はたくさんある。一考する価値はあるだろう。

ただし、ペットに先立たれることは、考えに入れておかなくてはならない。どんなに長命でも、犬・猫は二十年と生きられないのが一般だ。それがわかっていても、溺愛する余り、ペットの死を受け入れられず、〝ペット・ロスうつ〟にかかる人が急増している。

ペットを亡くすと、「こんなに悲しい気持ちを味わうのはもう、イヤだ。ペットなんて金輪際、飼わない」という気持ちになりがちだが、それはやや早計だ。というのも、半年ほどして新しいペットを飼い、あっけなくうつ状態から回復する人が意外と多いからだ。

同じ種類のものを飼うと、ふとしたしぐさや表情に亡くなったペットを思い出して逆効果になることもあるので危険だが、そうでないなら、ペット・ロスをいやす最善の処方は新しいペットを飼うことにあると覚えておいていただきたい。

こんな自分の感情をガマンしないで

日本人は一般的に、喜怒哀楽――なかでも「怒」と「哀」という感情をお腹にためてガマンし、他人にぶつけないことを美徳としている。喜怒哀楽を露骨に顔に出す人は、周囲の状況や他人に与える影響に応じて自分の感情をコントロールする能力に欠けると、あまりいい評価は得られないのだ。

しかし、ガマンして感情を押し殺した結果、周囲から「立派な人物」だと誉められたとしても、その人がしあわせな気持ちになれるのかというと、そうでもない。たいていの場合、お腹にためた感情が行き場を失ってストレスになり、心が蝕まれてしまう。

感情に素直過ぎる言動は他人に迷惑をかけたり、自分の評価を下げたりするし、感情を殺せばストレスが襲い掛かってくるわけだ。どうすればいいのだろう?

答えは簡単だ。人前でガマンした感情を、一人になれるできるだけ早い機会に発散すればいいのである。また、「喜」と「楽」の感情なら、多少露にしても人にさほどの不快感を与えることはないので、「あなたが喜んだり、楽しんだりすることで傷つく人がいない」という条件付きで、大いに人前で発散してもなんら問題はないだろう。

心から自然と沸いてくる感情をガマンすると、心のなかがモヤモヤッとしてくる。それが募ると、いらいら、クヨクヨ、メソメソ、イジイジ……とする時間が長くなり、やがてドンヨリとした抑うつ状態がやって来る。

だから、とくにマイナス思考に傾く感情は、人前ではないどこかで爆発させ、速やかに解消するのがベストなのである。

イヤなことはその日のうちに発散

うつ病であることを隠したがる人は多いものだが、「みんなに公表してしまったほうが、かえって気楽になる」とナナさんは言う。

おそらく、〝公然の秘密〟にしたことで、うつを迎え撃つ元気が出てきたのだろう。いまでは「うつになりそう」だと思うと、「あ……キタ、キタ」と言っては、周囲を笑わせているそうだ。

と同時に、ナナさんは現在、「いやなことはその日のうちに、誰にも迷惑をかけないところで発散しちゃう」ことをモットーとしている。

具体的には、「バカヤロー！」とか「コノヤロー!!」などと大声で叫びながら、お手玉をクッションに投げつけたり、紙風船を膨らませてバーン！と割ったりするのだとか。

そんなことを繰り返していると、「よくもまあ、ここまで言えるな」と自分で自分がおかしくなってきて、怒りや悩みがだんだん笑いに変わっていく。そして、憎んでいたはずの人が逆に愛しくなってきたり、嫌いだった人を好きになったりもするそうだ。

要するに、心から「怒」や「哀」を追い出せば、心に穏やかさが戻ってきて、冷静に思考する余裕ができる分、自分にストレスを与えた相手や物事を受け入れる気持ちになれるのだろう。

たしかに、大声で言いたい放題わめき散らすと、気持ちがすっきりして、「そんなに心を乱すほどのことでもない」と思えてくるものだ。

これは、「怒りをぶちまけて怒鳴り散らす人に対するときは、ただうなだれて言いたいだけ言わせることがベストな策である」のと同じ理屈から、効果的だと思う。

どんなに怒っている人でも言いたいことをすべて吐き出せば、そのうち怒りが収まり、最後には「少し言い過ぎた」なんて反省の弁まで飛び出してくるのがパターンではないか。相手にぶつけたくてもぶつけられなかった感情や、言いたいのに言えなかった言葉、自分を憂うつな気分にさせた物事に対する不平不満などを頭のなかで考えるだけでは、なかなかイヤなことを払拭できない。誰もいないところならなにも遠慮することはない、絶叫するような大声で存分にまくし立てることをお勧めする。

そもそも、大声を出すことは、心の健康法でもある。「これといった理由はないけど、なんとなくブルーな気持ち」であるときなども、憂うつな気持ちを声と一緒に発散してしまうと、意外とすっきりするものだ。

昔の青春映画にはよく、持て余すほどエネルギーあふれる若者が海に向かって叫ぶシーンがあったが、あの感覚である。

もちろん、カラオケで絶叫するのもいい。部屋でガンガン音楽をかけて、踊りながら歌うのもいい。スポーツ中継を、ことさらに大騒ぎして観戦するのもいい。とにかく大声を出してうっ屈した思いを発散すると、気持ちは晴れ晴れする。そういう〝イベント〟を意識して日常に取り入れる、それもうつ予防法の一つである。

笑うと気分がスッキリ

大声で叫ぶのと同様、涙が出るほど大笑いしたり、涙が枯れるまで大泣きしたりするのも、うつを晴らすためのとっておきの方法である。気分がスッキリするからだ。

まず、笑うことについて。気持ちが落ち込むと、なかなか笑う気分になれず、誰もが笑う冗談を聞いてもおかしくないし、テレビでお気に入りのバラエティ番組を見てもちっともおもしろく感じなくなるものだ。

しかし、こうなる前に心の微小なSOSをキャッチして、バカ話で盛り上がる友人と飲んで騒いで、わけもなく大笑いする機会を持っておくのがベストである。

こうして〝気塞ぎの芽〟を小さなうちに摘み取ってしまえるなら、「仕事や家事そっちのけで飲み会に出かけ、気晴らしした後で、さぼった分の埋め合わせをする」のも悪いことではない。いや、後々の〝生産性〟を考えると、むしろいいことである。

また、「笑いたいから、コメディ映画を見る」、「笑いたいから、寄席に行く」、「笑いたいから、ギャグ漫画を読む」といった具合に、「笑う」ことを目的とする行動を適宜、日常的に取り入れる習慣を持つことも大切だ。「近ごろ、あまり笑ってないなぁ」と漠然と感じるようなときにすぐ利用できるよう、「見ると必ず爆笑する〝小道具〟」を備えていると、なおいいだろう。

世の中には、「笑いが足りないときは、理屈抜きで笑えるお笑い番組を観る」とか「落ち込んだときは、中学時代に修学旅行へ行ったときの写真を見る。生涯最高に笑った時代の一大イベントで、変な写真がいっぱいあるから、かなり派手な思い出し笑いができる」といった習慣を持ち、笑いによって上手にストレスを発散している人もいる。使える方法だと思う。

簡単に笑えないまでに、つまり心がSOSを絶叫しているような事態にまで達すると要治療のうつ病になってしまうので、意識して「笑う時間」を持つように心がけたい。

そもそも、「笑い」は医学的に見ても、効果的な心の健康法。副交感神経の働きを強化し、心身をリラックスさせると言われている。

笑うと、モヤモヤしていた脳内の〝霧〟が一気に晴れたような、爽快な気分になることは誰しも経験しているはず。あらゆる緊張感から解放されるからだ。

余談になるが、医療の現場では近年、「笑いは心だけではなく、体にもいい影響を及ぼす」ことが認められつつある。

一九九八年に開催された「アメリカ・ユーモア・セラピー学会」で、ビットマン博士が発表した研究によると、「コメディショーを見て大いに笑ったグループと、なにもない部屋にただじっと座っていたグループと、それぞれの血液を分析したところ、笑ったグループの人には免疫グロブリンとＮＫ（ナチュラル・キラー）細胞の増加が認められた」そうだ。

免疫グロブリンは体内に侵入する微生物や異物を撲滅する血清タンパクで、ＮＫ細胞はウイルスやガン細胞を排除するリンパ球の一つ。いずれも、病気に対する免疫力を高める物質なので、笑うことによって増やすことが病気の治療法につながるというわけだ。

このように、笑いのメカニズムは完璧に解明されていないものの、笑うことで心も体も健康になることは、医学的にほぼ認められている事実と言えよう。

「笑う門には健康来る」と信じて、日常生活に大いに笑いを取り入れたし。

次に、泣くことについて。悲しいことがあったとき、涙をガマンするのは心の健康によろしくない。大の大人が人前で泣くのは恥ずかしいので、とりあえずガマンするにしても、どこかで一人号泣する時間を持ったほうがいい。でないと、外に出られなかった涙が心に逆流してきて、ストレスの巨大な塊になってしまうのだ。

歌手の和田アキコさんが「失恋して悲しいときは、中島みゆきさんの暗い暗い失恋歌を大音量でかけて、ワンワン泣く」と言っていたのを聞いたことがある。これはなかなかいい発散方法である。

というのも、悲しいときに明るい音楽を聴いたり、無理して笑おうとコメディ映画を見たりすると、笑うことに虚しさを覚えて、よけいに落ち込むことが多々あるからだ。

いっそ、思い切り暗い歌や悲しい映画に触れて、そこに自分自身の悲しみをシンクロさせながら号泣したほうが気持ちはスッキリするだろう。

なにしろ、「涙には、ストレスを感じると体内で生成されるＡＣＴＨ（副腎皮質刺激ホルモン）という物質が含まれている。このＡＣＴＨは、泣くときに流す涙のなかに溶け出して体外に流出される。だから、泣くと体内のストレスが軽減されて、気持ちがスッキリする」という学説もあるほど。

これは、一九八五年にアメリカのウィリアム・Ｈ・フレイ二世博士が涙の成分を分析した結果得られた説だが、なかなか興味深いものがある。

信じる者は救われる――この学説を信じてはいかがだろう？「泣きたい気分」

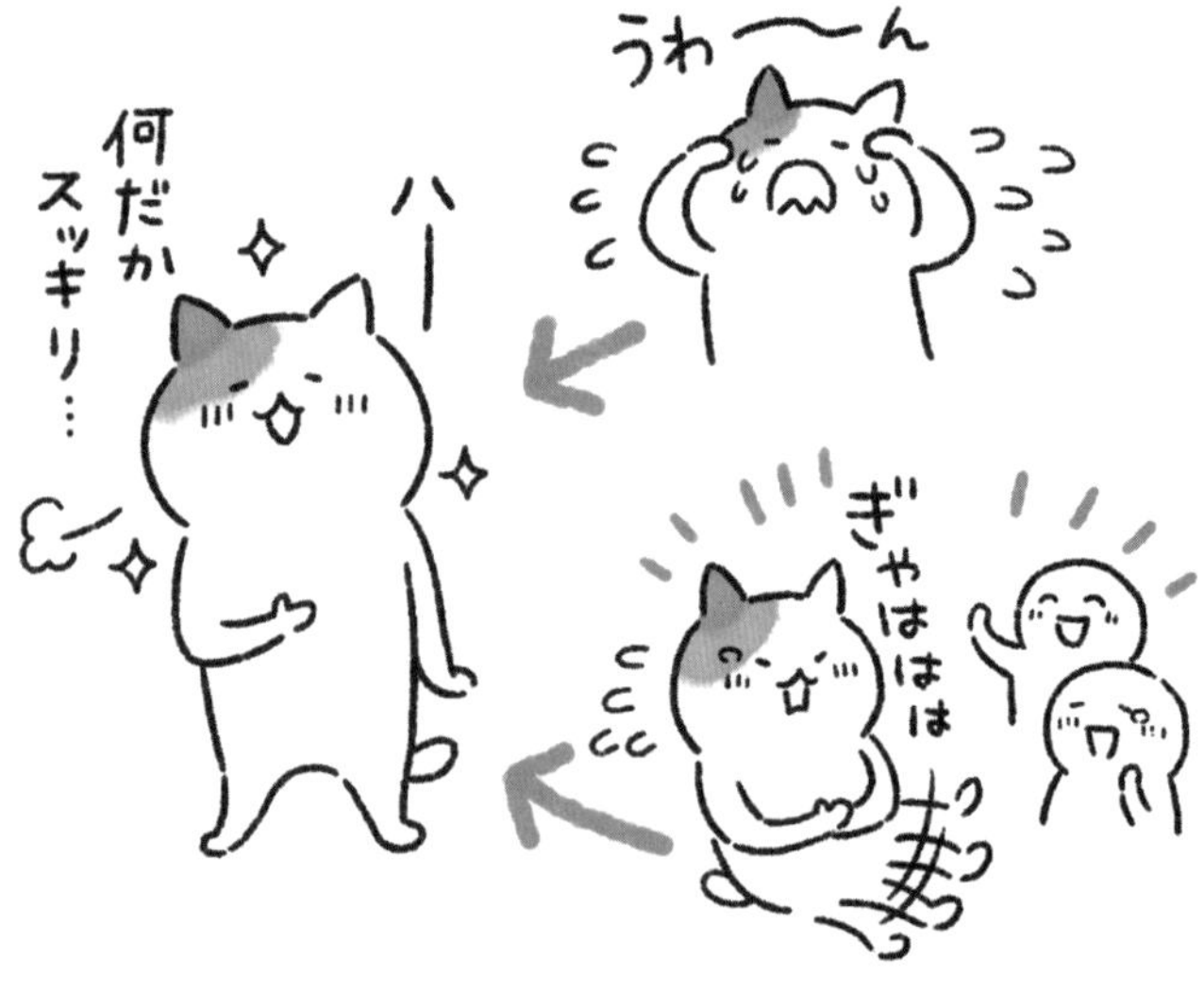

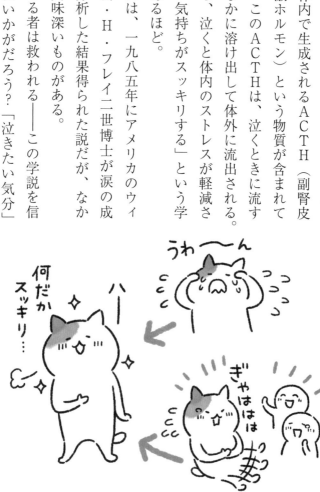

のときはガマンせず、気持ちを「悲哀」の感情に集中して、涙が枯れるまで号泣するのがいい。

と同時に、笑いと同様、日常生活のなかでたまには、「涙なしでは読めない」本や、「嗚咽せずにはいられない」映画など、「泣く」ことを目的とした時間を持つこともお勧めする。

心のモヤモヤが発散できるなら、翌日になって多少目が腫れたとしてもいいではないか。目の腫れは時間がたてば治るが、心にためた悲しみはそう簡単には晴れないのだから。

「書く」ことで心がほぐれる

思うように事が運ばない、文句の一つも言ってやりたいのに言えない、みっともなくて愚痴もこぼせない……そんなことは日常茶飯事だ。心に渦巻く感情をすべて、言葉にしてぶちまけられたらどんなに楽かと、誰もが思うだろう。

しかし、そうもいかない。誰かにイヤな思いをさせたり、自分自身がソンをしたり、事が面倒になったりするのでないならば、存分に感情や意見を大いに吐き出すべきだが、ガマンせざるをえない場合が大半である。

そんなときは「徒然草」の吉田兼好ではないが、「もの言わぬは腹膨るるわざなり」――まことに、いらいらするものだ。

さらに困ったことには、言いたくて言えなかった言葉や、いらいらの素になっている物事に対する不満・愚痴というものは、頭のなかで何度も反芻してしまうのが常である。もう考えるまいと思っても、いつの間にか考えていて、よけいにいらいらが募る。

体内を循環する血液が腎臓で〝浄化〟されるように、脳内にもこの腎臓のような、悪い感情の流れに含まれる〝老廃物〟を除去してくれる〝器官〟があればいいのにと思わないでもない。

ならば、どうすればいいか。これはもう、なんらかの形で外に吐き出してしまうしかない。

そこで私がお勧めするのは、「書く」ことで心をほぐす方法だ。

以下、具体的な二つの方法を紹介しよう。これらは、ストレスを解消したり、問題解決に向けて心のなかの悩みを整理したりするうえで有効。ぜひ、お試しいただきたい。

「いらいらメモ」のすすめ

私自身が励行しているストレス解消法の一つだが、腹が立ったり、イヤなことがあったりすると、そのたびに後で手帳に自分の素直な気持ちをぶちまける。誰かに、あるいはなにかに対して「コノヤロー!!」と罵倒しながら。

これは、やってみるとわかるが、なかなかスッキリするものだ。

「そんな方法、闇夜で藁人形に釘打ってるみたいで、なんだか陰険。人間がどんどん暗くなりそう」と思う人もいるかもしれない。たしかに一理あるが、意外とそうでもない。

私の勧めでいらいらメモをつけるようになったフリーライターのS代さん（二十九歳）によると、彼女は「いらいらメモ」をつけているうちに、不思議と前向きな気持ちなることを経験したそうだ。

「たとえば『今日はこんなイヤなことがあった。コノヤロー！』などと書くと、なぜだか元気が湧いてきて、その後に前向きなコメントを続けられるんですよ。

恥を忍んで、いくつかのメモを紹介すると、『どいつもこいつも自分だけの都合で、締め切りを押し付けてくる。フリーという立場上、従うしかないのが辛いよ。ま、やるっきゃないわけで、そこに付けこまれてるのが悔しい。クソッ！　でもまあ、ふつうなら三日かける仕事が一日で終わるんだから、効率は上がるわね〜。がんばろうっと』、『母親がうるさい。一日じゅう、しゃべり続けてるんだもん。少しは黙れ、コノヤロー！　でも、そのうちアゴが筋肉痛になるよと皮肉を言ったら、母に異常に受けた。笑ってる場合かよと思いつつ、このジョーク（？）が受けたことはかなり嬉しかった。よし、耐えてやるか……』といった具合です。

頭のなかで『コノヤロー！』って考えてると、いつまでたっても『コノヤロー！』から脱出できず、だんだんに怒っている自分がイヤになってくるでしょう？　でも、文章にして書いていると、イヤな出来事に対して客観的になれるというか、気持ちが冷静になってくるんですよね。で、『怒るのもアホらしい』って気分になって、前向きな受け止め方を模索できるんです。

もちろん、ガマンばかりしているわけではありません。『言うべきことはいう』ように心がけています。『いらいらメモ』はそうはいかないときのための、いわゆるストレス解消グッズですね。

言うべきことは言い、言えないことは『いらいらメモ』につける、この二つの方法を併していれば、心にいらいらが募ることはあまりないですね」

S代さんの名誉のために言っておくが、彼女はふだん、「いらいらメモ」に記載しているような乱暴な言葉は使わない。誰にも見せないメモだから、言い回しが少々〝過激〟なだけ。「いらいらメモ」では、多少下品な物言いをしたほうが、より効果的にストレスを解消できるのである。

ちなみに、守秘義務のある弁護士さんなども、似たような習慣があるようだ。「誰にもしゃべってはいけない」ことを心に抱えていると、よけいに「誰かに言いたい」気持ちが高まり、ストレスがたまるので、秘密のノートにぶちまけるのだとか。

Ｙ一郎さん（三十七歳）もそんな弁護士さん。「秘密の話ほどおもしろいものはないんですよ、実は。でも、誰にもしゃべれないでしょう？　だから、一応は個人名が特定されない形でノートにつけておきます。文字にするとかなり、気持ち

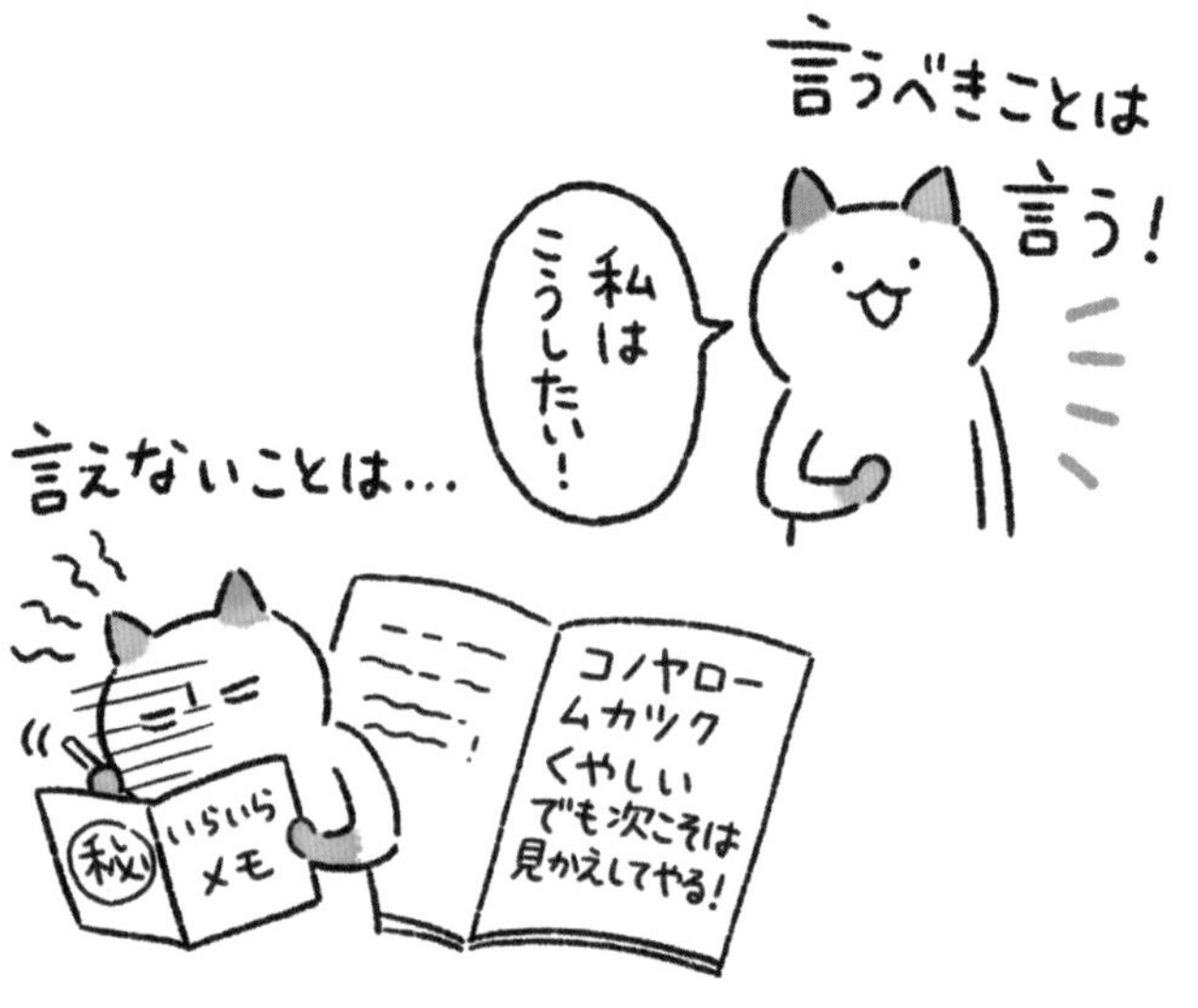

言うべきことは
言う！
私はこうしたい！
言えないことは…
㊙
いらいら
メモ
コノヤロー
ムカツク
くやしい
でも次こそは
見かえしてやる！

が落ち着きます。全然関係ない人であっても、誰かにしゃべってしまうと守秘義務を破った自分に落ち込みますから、それは絶対に避けたいんですよね。もちろん、そのノートは鍵のかかる引出しにしまっておくし、一定期間で処分するようにしていますよ」と明かしてくれた。

頭のなかをぐるぐる回る言葉は、声に出すか、文字として書き留めるか、いずれかの方法で吐き出したほうがいい。これもまた、憂さを晴らす生活術の一つである。ただし、くれぐれも他人に盗み見られることがないよう、ご注意を！「いらいらメモ」が新たな争いの火種になり、気分の落ち込みを増幅させてしまうから。Ｙ一郎さんのように、誰の目にも触れない場所にしまっておく、あるいは一定期間を経たら処分するなど、十分な配慮をもって管理して欲しい。

心をらくにする「介護の悩み整理法」

最近、お年よりの世話を一人で抱え込み、「うまく介護ができない」と思い悩む人を対象に、「介護の悩み整理法」というものが注目されている。

方法はいたって、簡単。①悩みをすべて書き出し、②悩みとなっている状況を変えられる可能性があるか、ないかに分け、③ほかの人の協力が得られるかどうかを検討し、④解決策を考える――という四段階で、悩みを整理するだけでＯＫである。

そのなかで、「状況を変えられない」ものについて「あきらめる」、「状況は変えられるかもしれないが、当面は一人で取り組むしかない」場合は「棚上げにする」、「ほかの人の協力が得られそう」なものに関しては「協力を得るべく行動する」といった解決策を導き出していくのだ。

まじめな人ほど、一人で介護の悩みを抱え込み、身動きがとれなくなってしまうものだが、こうして整理すれば、たとえ「あきらめる」ことしか解決策がないとしても、そう割り切ることで気分がほぐれてくる。

また、「なんとかなるかもしれない」という部分も見えてきて、気分がらくになる。

両親の介護を一手に引き受けているK子さん（五十四歳）は、この「介護の悩み整理法」を使って、心のなかを整理してみた。「毎日、介護をしなければならないのが苦痛」、「仕事をする時間がつくれない」、「遊びに行くことができない」、「好きな旅行を楽しむことができない」、「二人の弟は私が介護して当然と思っている」、「両親はデイケアサービスを受けることを頑固に拒む」……といった具合に。

そして、彼女はどうにも変えられない状況として、仕事はスッパリと休業することにした。幸いにして生活費は、自分で稼ぎ出さなくてもなんとかなるからだ。

また、両親が拒む以上はしょうがないので、介護施設のデイケアサービスなどを利用することは棚上げにした。しかし、その他の悩みに関しては、二人の弟の協力が得られれば、なんとか解決できそうなことが見えてきた。

そこで、K子さんは両親の介護を楽観的に捉えている弟たちを家に呼び、話し合いの場を持ったのだ。

彼女が宣言したことは、「基本的に介護はすべて、私が引き受けるが、家事全般はもちろん、食事や入浴、トイレの介助、就寝時のおむつの取り替え等、やらなくてはいけない仕事はこれだけある」と実態を伝え、そのうえで「週に一度、友人と外食したり、舞台を見に行ったりする夜の時間が欲しい」、「隔月で、一〜二泊程度の旅行をしたい」、「年に一度だけ、三泊を限度に海外旅行をしたい」という希望を伝えた。

兄弟で話し合った結果、K子さんは「毎週一度、弟のどちらかが必ず、実家に泊まりに来る」ことが決まった。

弟たちが月に二晩だけ、両親の面倒をみることになるわけだが、昼間のうちにK子さんがつくっておいた夕飯を食べさせたり、お風呂に入れたり、就寝するまでの介護を受け持つだけだから、さほど負担は重くない。すんなりと了承してくれた。

旅行に関しても、月に二晩の介護を経験するうちに大変さを知り、姉を思いやる気持ちが生じたのか、弟たちのほうから折れてくれたという。「その程度の頻度なら休みをとれるし、介護サービスの人の手を借りればなんとかなるだろう」ということで。

「ともに重度三の要介護である両親を一人で世話していて、本当に煮詰まってしまったんです。どちらかというとまじめな性格なので、一人でやらなきゃいけないと思い込み、家を空けられない生活がいつまで続くのか暗澹たる気持ちになりました。

そういうときって、もうどうにもならないとばかり思い詰めるものなんです。しじゅう、不機嫌な顔をしている自分が、イヤになってもきました。『介護の悩み整理法』を使わなかったら、解決策を考える気持ちにもなれなかったでしょう。

両親も最初のうちは、私が遊びに行くと不安だったようですが、それで私に笑顔が戻って毎日の介護にギスギスしたところがなくなったので、いまでは納得していると思います」

とK子さんは言う。もちろん、彼女のようにうまく人の協力を取り付けられないこともあるだろうが、この方法を使えば悩みを確実に減らすことができる。自治体が行っているサービスに目を向ける余裕もできるだろう。

この心をほぐす方法は、介護の悩みだけではなく、他の悩み事にも使えそう。悩んでいるときは一つの考えに囚われがちだが、ちょっと悩みを書き出してみることで、かなり心のなかが整理できるものだ。

頭のなかで悶々と考えていても、うつ症状を悪化させるだけ。文字にして吐き出すのも、悩みから脱却して解決策の糸口を探る一つの方法である。

気分が沈んだときの対処法

強いストレスを受けたり、長期にわたってストレスにさらされたりしていると、人はどうしてもマイナス思考に傾いていく。考え方がどんどん悲観的になっていくのだ。そして、気持ちの落ち込みや憂うつ感が募ると、自分を責めて殻に閉じこもりがちになる。

そうならないために、普段からプラス思考を持つことが重要なのだが、これがなかなか難しい。「頭ではわかっていても、落ち込んでいるときにお気楽にはなれない。

プラス思考という言葉はもう、聞き飽きた」と怒り出す人さえいるだろう。

しかし、プラス思考をクセにするのは、そんなに難しいことではない。というのも、悲観的な考え方はそもそも、非現実的なものだからだ。根拠なく悩んだり、単なる思い込みから被害者意識を強めたりなど、現実に即した考え方や物事の受け止め方ができていない場合がほとんどである。

もっとわかりやすく言えば、私たちの心はふだん、どんなふうに考えたり、行動したりすれば楽しく充実した生活が送れるか、無意識のうちに判断している。ちょっと困ったことがあっても、なんとか乗り越えねばと複数の対応策を考えて、問題を解決しようとする。そういう具合にできている。

ところが、ストレスが強くなると、それができにくくなる。つまり、ストレスさえなければ、人間誰しもプラス思考で暮らせるようにできているわけだ。なにもことさらに「プラス思考に構えなくては」と気負う必要はないのである。

心理学では非現実的な考え方や受け止め方をすることを「認知のゆがみ」と称し、「認知療法」を通して現実的な判断ができるように修正していくのが一般である。

これは、アメリカの精神科医、アーロンベックが考案したもので、幅広い柔軟な考え方ができるようにして抑うつ気分を改善していく治療技法だ。

「認知のゆがみ」とか「認知療法」というと難しそうに感じるかもしれないが、なんのことはない、「マイナス思考をプラス思考に変えて、現実と向き合う元気を回復させる」ノウハウだと考えればいい。認知療法は自分でも行えるものなので、以下、概略を紹介しておこう。「気分が沈み込んできたな」と思えるとき、ぜひ試してみて欲しい。

なぜ悪い予感は的中するのか

「認知のゆがみ」とは言い換えれば、一つの考え方に囚われてしまうことだ。アーロンベック医師はこの「認知のゆがみ」が生まれるプロセスには、次の七つのパターンがあるとしている。

①恣意的推論

なんの根拠も証拠もないのに、自分の独断的推測で物事を判断してしまう状態。たとえば、友人が約束を一度キャンセルしただけで、「嫌われた」と思い込み、落ち込んでしまうようなケースである。

②二分割的思考

常に、物事の白黒をはっきりさせておかないと気がすまない状態。「テストで百点を取れなければ０点と同じ」とか、「仕事ができない人は人間のクズ」といった極端な考え方をする。

③選択的抽出

自分が関心のある事柄だけに目を向けて、結論を急ぐ状態。自分を嫌っていると思い込んでいる人がいると、その人が誰かとおしゃべりしているだけで、自分の悪口を言っていると思い込むような傾向がある。

④拡大視・縮小視

自分が関心のあることは大きく捉え、逆に自分の考えや予測に合わない部分は必要以上に過小評価する状態。「思い出すのは不幸なことだけ。幸運だったことは思い出しもしない」ようなパターンである。

⑤極端な二元化

些細な事実を取り上げて、何事も同じだと決めつけてしまう状態。一度の失敗で「なにをやってもうまくいくはずがない」と結論づけてしまうことなどが、その一例だ。

⑥自己関連づけ

事がうまく運ばないと、少しのミスでなにもかもが自分の責任だと考える状態。何人もの人と一緒に取り組んでいることが行き詰まると、「自分の力不足のせいでうまくいかない」などと考えて、自分を責める。

⑦情緒的な理由づけ

そのときの自分の感情で、現実を判断する状態。たとえば、初対面の人に会うときに不安を感じると、「どんな人か知らないから不安なんだ」とは考えられず、「こんなに不安を感じているんだから、コミュニケーションがとれるはずはない」と思い込んでしまう、そういう考え方をする。

いずれのパターンにも共通するのは、「うまくいくわけはない」、「幸せになれるわけはない」などと否定的な予測をする点にある。

誰もが「悪い予感が的中した」といった経験をお持ちだと思うが、これを称して「自分で実現する予言」というのをご存知だろうか。悪い予感を抱いていると、それが現実のものになってしまうことを指す言葉だ。

たとえば、結婚式のスピーチをするとき、「きっと、うまくしゃべれずに恥をかく」などと考えていると、その自信のなさから声が小さくなったり、しゃべるスピードが速くなり過ぎたり、なにをしゃべっているのかわからなくなって立ち往生してしまったりする。結果として「列席者の失笑を買い、恥をかく」ことになり、「自分で実現する予言」を招いてしまうことになる。

そんな場合、本来は「自信がないために失敗した」現実を直視することが大切なのだが、「認知のゆがみ」があると、「なにをやってもダメな人間だ」という自信喪失感を募らせてしまうのが特徴的である。

つまり、マイナス思考を食い止めるポイントは、第一に「認知のゆがみ」に気づくことにある。

なにか良くない結果を招いたとき、抽象的に悩んで悲観的、否定的な考えに陥らないように、現実的にして根本的な原因を探りながら、どうすれば良い方向に向かうかを考える習慣をつけることが大切なのである。

不安から心を解放するには

では、具体的に「認知のゆがみ」に気づき、修正するためには、どうすればいいのか。それについてももちろん、ノウハウがある。

一言で言えば、「自動思考」に目を向けることだ。

「自動思考」とは、気持ちが落ち込んだり、動揺したりしているときに、無意識のうちに頭のなかをグルグルと回っている考えやイメージのこと。それが現実的に見て妥当な考え方なのかどうかを検討し、非現実的な部分を変えるように努める必要がある。「自動思考」に対して、「本当にそうだろうか」と反論し、自問自答をしてみるのである。

どう反論するか。第一に、自分がそのように考える根拠を探すことから始めるといい。「どうしてそう考える?」↓「それを裏付ける事実はなにかある?」↓「逆の事実があるんじゃないの?」と自分に問いかけるのだ。

すると、意外と自分の勝手な思い込みに過ぎないことがわかるはずだ。そして、根拠なく悩んでいたこと、悩む原因がなににあるかがわかれば、一気に気持ちはらくになる。不安の〝呪縛〟にあっていた心が、解放されるからである。

自問自答をしてもなお、自分の考えが間違っていないと思えるときは、第二の質問を投げかける。「その考えが正しいとして、どんな結果が待ち受けているだろう?」↓「それはどのくらい重要なことなのだろう?」と。

それで悪い結果ばかり予測してしまったとしても、別にかまわない。客観的に見ることによって、自分が悩んでいたほど大変なことではないことがわかってくるからだ。

そして最後に、「別の考えはないだろうか？」と問いかける。右記二つのプロセスを経ることで、硬直していた頭はかなりほぐれるので、この最終段階ではかなり現実的で柔軟な考え方が見つかるようになるはずだ。

一つ、わかりやすい例で説明しよう。食事の約束をしていた友人が、その日になって急用ができたからと断ってきたことで、「ドタキャンは今回が初めてではない。私は嫌われてるんだ。どうせ、断ってもいいやと思われる程度の友だちなんだ。怖くてもう、自分から誘うことはできない。そもそも私には、友人を惹きつける魅力がないんだ。人から好かれないダメな人間だ」と落ち込んだとする。

そんなときはまず、「どうしてそう思うのか？」と問いかけてみる。すると、「約束をドタキャンされたからそう思ったけど、それは友人が急用だと嘘をついていると考えたから。でも、本当に急用があったのかもしれない。嘘だという証拠はない。それに、ドタキャンしたのは私が軽く見られていると思ったからだけど、それは友だちゆえの気安さからかもしれない。実際、いままで何度かドタキャンされた事実があるからよけいに不安になったのだけど、その後もつき合いが続いているのだから、それは嫌われているという根拠にはならない。本当に私のことを嫌いなら、端から約束しないのではないか」と、さまざまな可能性を考える余裕が出てくる。

次に、「本当に友人から嫌われているとして、どうなるだろう？」と、結果についての質問を投げかけてみる。「親友だと思っていた自分は間違っていた。嫌われているとわかれば、その時点で友だちを一人失うことになる。寂しいけど、それで生活そのものが変わるわけではない。いや、少しくらい嫌われていたとしても、自分も友人のすべてが好きなわけではないから、つき合いを続けていくことだってできる」といった具合に思考が進み、自分が予測した通りのことが現実だったとしても、それほど大変な問題ではないと認識できる。さらに、「では、別の考え方はないだろうか？」と自問してみる。「友だちは予定が立ちにくい生活だ。いつか〝次〟は来るだろうから、約束が無期延期になってもいいやって気楽な気持ちで楽しみにしてよう。それに、友だちはほかにもいる。ドタキャンされれば、ほかの人を誘えばいい」なんて気になるのではないだろうか。

要するに、一つの考えに縛られないことが、プラス思考を導くコツである。あらゆる可能性を試行錯誤して考えるなかで、一筋の明るい光明を見出すことは、意外と簡単なのである。

ストレスを晴らす〝心がけ〟

これといった悩みがないときでも、物事を少しプラス気味に考える習慣をつけておくことは、ストレスを晴らすための大切な〝心がけ〟である。

前項で「人間誰しもプラス思考で暮らせるようにできている」と言ったのと少々矛盾するが、「人はマイナス思考に陥りやすい」のも事実である。

というのも、大半の人がなにかにつまずいて転んだようなとき、「今日はついていない」と考えるだろうが、転ばなかったからといって「今日はついている」とは思わないからだ。

ここで「日ごろから、意識して物事を少しプラス気味に考えよう」と私が言うのは、自然な思考に任せていると、マイナスのことばかりが際立つ日常になってしまうためである。

プラス思考になるためには、前に述べたように「好きな」ことをたくさん持って「また、しあわせになっちゃった」としあわせを噛みしめる時間を持つことと同時に、ちょっとした不運を幸福へのジャンピングボードと捉える、そんな発想も重要だ。

たとえば、病気になったとする。非常に不幸なことだ。肉体的に苦痛である、仕事を休まなければいけない、遊びに行くことができない、食べ物がおいしくない、治療費がかかる、家族に迷惑をかける、気持ちが塞ぐ……数え切れないほどのマイナス要素がある。

しかし、「病気になったことは、このままだと体がダメになるから休みなさいという神様の啓示だ。なにも考えずにゆっくり休み、力を蓄えよう」とか、「病気になった人の傷みを、身を持って経験できる。回復したら、いまよりずっと優しい人間になれる」、「病気に気づかずに命を落とすことを考えたら、治療のためにお金が減ることなんてなんでもない。元気になれば、金がないことがもっとがんばろうという元気を生む」といったふうに、病気という経験がその後の人生にプラスに働く要素を数え上げることも可能だ。

こんなふうに、どんなに辛い物事にも、自分にとってプラスになる経験だと思える要素は必ず、あるはず。それを探し出すことが、うつ状態から抜け出すコツでもある。

なにかイヤなことがあったとき、たとえそれが簡単に乗り越えられる小さな不幸・不運であったとしても、常に「少な

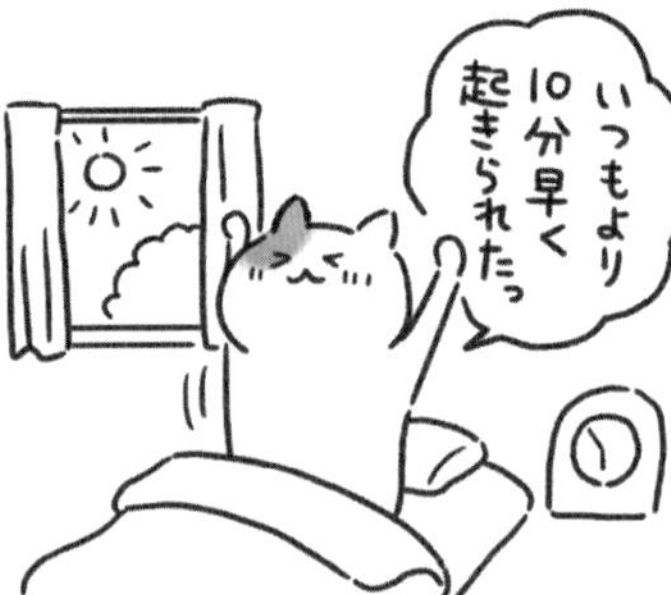
いつもより
10分早く
起きられたっ

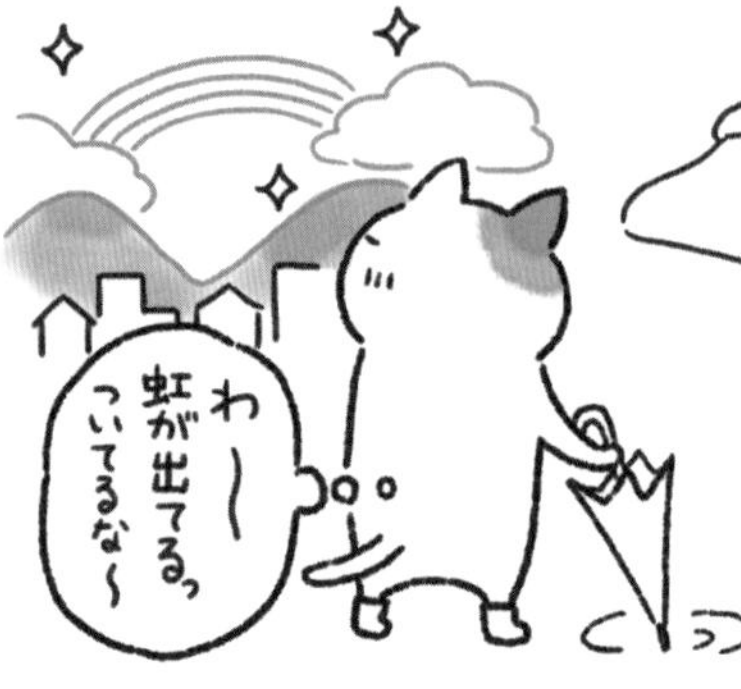
わ〜
虹が出てるっ
ついてるな〜

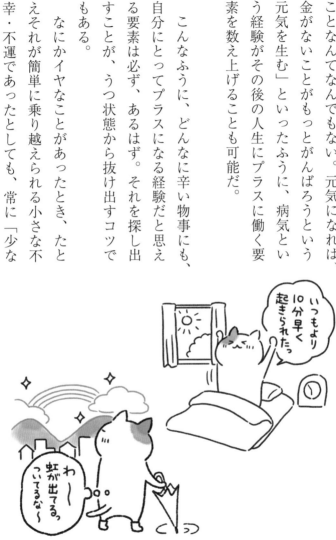

くとも、こういうプラスの効果はある」と考える習慣を身につけておくといいだろう。

プラス思考はある意味で、「なんでも自分の都合のいいように解釈する」ことでもある。「あまりにお気楽で、とても知的とは言えない。人間が軽くなるだけだし、不幸を不幸として受け止めることも大切だ」と眉をひそめる人もいるだろう。その通りである。

私が言いたいのは、「人間は悩める動物。大いに落ち込んでもいいが、そこから立ち上がる元気を出すために、全く違った視点から物事を眺めてみよう」ということだ。「いい加減に生きろ」と言っているわけではないので、その点は誤解なきよう願いたい。

人づき合いをらくにするヒント

人づき合いは大きなストレスをもたらすものの一つである。とくに人間関係のなかでもうつ病と深い関連があると言われているのは、親しい人を亡くす「喪失体験」、気持ちが通じ合わない「コミュニケーションギャップ」、環境の変化に伴う「役割の変化」、自分の世界に閉じこもりがちになる「人間関係の欠如」の四つである。

私たちは日ごろ、困ったことや悩み事があるとき、親しい人に話を聞いてもらうだけで気持ちがらくになる。人に話すことで、あるいは人のアドバイスを受けることで、それまでの思い込みから心が解放されるからだ。それに、言葉を交わさないまでも、一緒にいるだけで心安らぐ人というのもいる。

つまり、自分一人でなんとかしようと力んでいると、自分を見失うだけ。人と触れ合うことを通して、あるがままの現実を受け入れて行動する力を得るのである。

こういった人間関係がうまくいかなくなると、それがストレスになるわけだが、そのストレスを軽減するのもまた人間関係であることを忘れてはならない。

これまでの章で、昇進うつや異動うつ、女性特有のうつ等、「役割の変化」に関するものは折に触れて述べてきたので、ここでは主にその他三つの要素について検討し、「人づき合いをらくにするヒント」を提供したいと思う。

いい人をやめてみる

誰でも、人からよく思われたいものだ。だから、ちょっぴり背伸びして無理をしたり、欠点を隠そうとしたりするし、ドジをしてみっともないところがこぼれると落ち込んでしまう。自分を自分以上のものに見せようとするから、無理をしては疲れ、うまくいかなくては悩み……というなかで、ストレスがたまるのである。

しかも厄介なのは、無意識のうちに自分で自分の理想像を創り上げていることが多い点だ。そうではない自分を欠点だらけの人間だと思い込むと、辛さは増す。思い通りの自分になれない、これもまた大きなストレスになる。

近ごろよく「自然体」という言葉が使われる。なんだか「自然体」そのものが一つのポーズになっている感があり、それは「ポーズとして自然体をとろう」と無理するのはいただけないのだが、言葉本来の意味で「自然体」でいることは大切である。

人間、長所もあれば短所もある。しかも、時と場合によっては長所が短所に、短所が長所に変わることもある。ましてや、失敗をしたことがない人はいないし、自分に完璧を求める人もいない。べつに〝装う〟必要はない、「自然体」でいいのである。

極端な言い方をすれば、ダメな自分をさらすほうが、優秀な自分を装ってボロを出すよりずっと、人に与える好感度は高い。

他人に対してつい、自分をよく見せようとしてしまう人は、自分の本当の姿に目を向けて、「ここが私のダメなところ」と思える欠点を敢えてさらけ出す勇気を持って欲しいと思う。

そもそも、自分で自分を受け入れられない人が、他人に受け入れられるだろうか。

人間関係は相互に人間性を受け入れて初めて成立することを考えると、あるがままの自分を受け入れることが人間関係を築く第一歩であると私は思う。

また、自分を誉めてあげることも重要だ。いかに欠点だらけだったとしても、人には欠点を補えるいい面が必ずある。

「口下手だけれど、誠心誠意話す。私には真心がある」、「うっかりミスの多い私だが、努力して直そう。私は努力家なのだから、きっと改善できる。ミスを努力のスタート点と捉えれば、その経験は無駄ではない」、「幅広い知識はないけど、学ぼうとする意欲はある。無知をさらけ

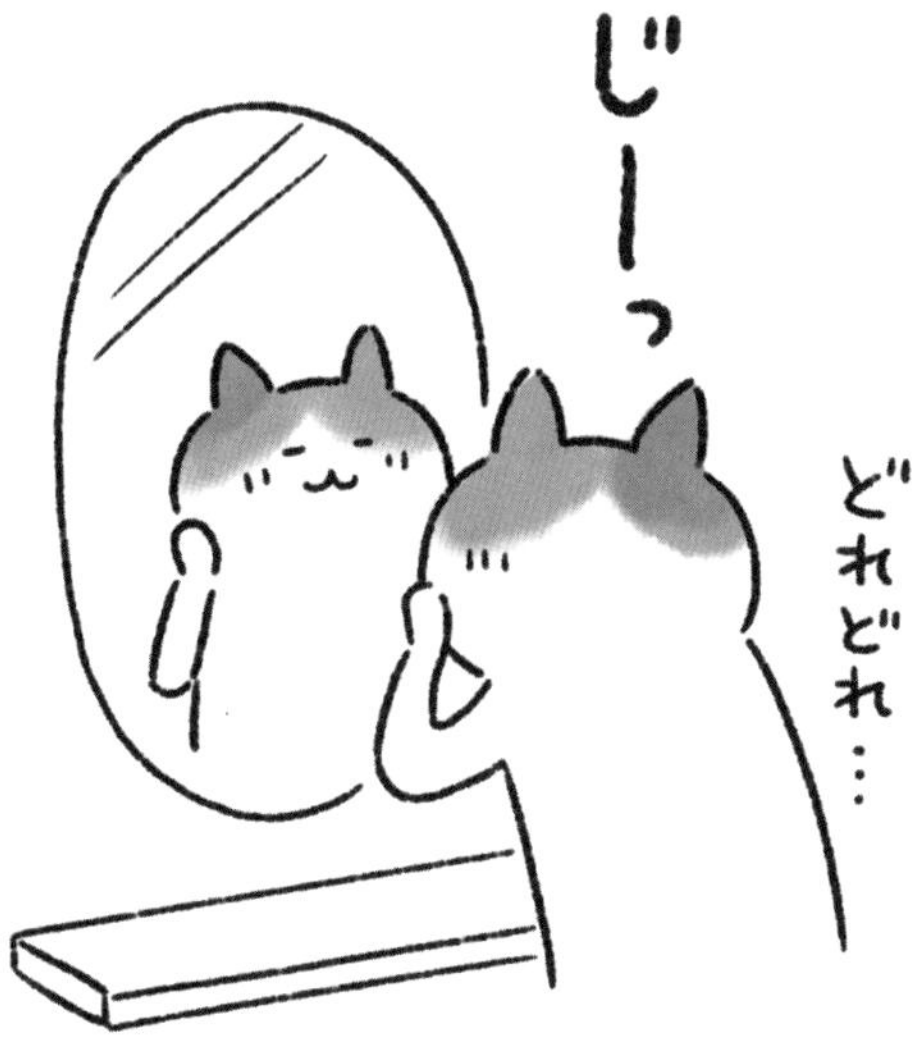

だすのを恥と思わず、この意欲を大切にしよう。そのうち、物知りになれる」、「要領は悪いけど、丁寧な仕事をする自分は悪くない。スピードと正確さを両立させる、それが今後の課題だ」といった具合に、欠点を認めながら、長所探しをしてみてはいかがだろう。

とくに内向的な性格の人は、自分に自信がないために、相手の人が気を悪くするのではないか、相手に拒絶されるのではないかと恐れ、言いたいことも言えず、したいこともできず、自分の殻に閉じこもってしまうことが多い。そうなると、人間関係にますます臆病になり、引きこもりのような症状を来たすこともある。欠点を隠して背伸びをしようとせず、欠点を認めるところからスタートしてはいかがだろう。そうすれば、自分を〝進化〟させることも可能だし、その〝進化〟によって自分に自信を持つこともできるはずだ。

人づき合いを円滑に進めるポイント

他人のいい面に目を向けることは、人づき合いを円滑に進めるポイントの一つである。

人間関係がギクシャクするとつい、相手の人間性を攻撃したくなるものだが、だからと言って人はそう簡単に変われるものではない。前項で話したように、あるがままの自分を受け入れながらいい面を誉めてあげるのと同様の姿勢で、他人に対しても「いい面を見つける」気持ちで接したいところだ。

「この人のすべてが好き」なんて人はほとんどいないはず。人づき合いは、相手に対して「こういうところは好きだけれど、こういうところは嫌い」と感じながら、微妙なバランスをとって進展していくのが一般である。

イヤな思いをしたとしても、欠点には少々目をつぶってあげて、これがなきゃ、いい人なんだけど」とでも呟けばいい。心に余裕が生まれてくるに違いない。

人づき合いの〝達人〟のなかには、「シーンに応じて、人間関係を使い分ける」

人もいる。

「同じ趣味を持つ彼とは、趣味の時間だけ一緒に過ごす。楽しい分、不愉快なおしゃべりも耐えられる」、「自分を叱って欲しいときは、なにかにつけて手厳しい彼に会う」、「自信を無くしているときは、おヘソがむずがゆくなるくらい私を誉めてくれる彼女と会おう」、「いやされたい気分のときは、ノンビリ屋で優しい彼女と会おう。ふだんはイライラするけど、こういう日は優しい気分にしてくれる」というように、つき合う相手をその人がいい面を発揮するシーンごとにチョイスするわけだ。

小賢しいと感じるかもしれないが、お互いが気分よくつき合ううえで、実はとても重要なことである。

また、他人の良いところを素直に誉める気持ちも持っていたい。人に自分にはない長所や、自分には実現できない成功を見ると、ムラムラと嫉妬の炎を燃やしたり、逆に自分を情けなく思って落ち込んだりする人もいるだろうが、それはよろしくない。

極端に嫉妬深い人になると、たとえば同級生に大きな文学賞を受賞した友人がいると、その事実だけで、自分が作家を目指していたわけではないのに、「俺より国語の成績が悪かったのに、なぜだ！」とか、「机を並べていた自分は一介のサラリーマンか。情けないよ……」といった感情を抱くこともあるほど。断言するが、それは無意味な嫉妬だし、自分と比べる必要もないことだ。

友人の成功を素直に喜び、「がんばったな」と誉めてあげる。そうすれば心に余裕が生まれ、彼の成功が「自分もがんばろう」と奮い立つきっかけになりうるのである。

妬みに苛まれてばかりいると、人生が暗くなる。それに、誰が自分に嫉妬している人とつき合いたいと思うのか。嫉妬心には「私はあなたを認めない」という気持ちが潜んでいるだけに、人を遠ざけるのだ。

さらに、他人に対して高望みをすることは避けたい。言葉にしなくても、自分の気持ちを理解してくれるはずだ」とか、「自分に対して、隠し事などしないはずだ」、「なにがあっても、自分を信じてくれるはずだ」といった気持ちを相手に求めるのは、筋違いである。

恋人でも家族でも親友でも、人はそれぞれ違う世界に生きている。自分にも都合があるように、相手にだって都合はある。だから、人間関係はいつもうまくいくとは限らない。期待し過ぎると辛い思いをするだけなのだ。

しかし、相手の都合を理解するためのコミュニケーションは必要だ。相手の都合を聞かないと約束が成立しないのと同じで、相手の都合を無視して高望みしても人間関係は成立しない。「そういうつもりじゃなかったのに」とか「わかってくれると思ったのに」といったすれ違いを防ぐためにも、会話を密にして、互いに言うべきことを率直に伝えるようにしたい。望む結果が得られなくても、都合さえ理解できれば、落ち込むこともないだろう。

他人の一言に傷つきやすい人へ

他人のなんでもない一言で傷ついてしまう人がいる。たとえば、「車、買ったんだ。

いいなぁ、二台目だよね?」と言われただけで、「あの人は私を生意気だと思っている。二台も車を持つなんて、我が家には分不相応なことだと思ってるんだ。私は嫌われてる」と落ち込んでしまったり、他人の視線を感じただけで、「私、どこか変なんだ。洋服のセンスが変? この場にいること自体が浮いてる?」などと思い悩んだり……なにかにつけて、いわゆる被害妄想に陥りやすいのが特徴的だ。

いかに優しい人でも、あまりにも傷つきやすい人の心までは想像できない。「なにを言っても傷つくヤツ」だと思い、気楽につき合うこともできないだろう。そして、傷つきやすい人は人から「腫れ物に触る」ような接し方をされるわけだが、そうなるとまた「誰も自分と打ち解けようとしてくれない」と、なおさら落ち込むのである。

この種の人は、「なぜ、そう思うのか」を冷静に考えて、自分が陥った考えが実は被害妄想に近い、根拠のない思い込みだと認識するように努めることだ。いや、それより以前に、自分の行動にもっと自信を持つことも大切だ。

前述の例で考えられるのは、自分の心のなかにどこか〝疚《やま》しい〟気持ちが、あるいはコンプレックスが潜んでいたから、傷ついたのではないかということである。

車の例について言えば、「車を二台も持つことは、他人から見れば贅沢なことかもしれない」と考えていたために、なんでもない一言に反応してしまったのだろう。しかし、たしかに贅沢なことであったとしても、「必要だから買った」のであり、「買うだけの経済的余裕があった」のだから、他人にどう思われようと本来は気にしなくていいのである。

また、後者の例についても、「この場に集まっている人を見ると、私は容貌が見劣りする」とか「この場にふさわしい洋服を着てこなかった」、「錚々《そうそう》たる顔ぶれで、私ごときが同席する身分ではない」といったコンプレックスが根底にあることが考えられる。だから、何気なく向けられた視線に、敏感に反応してしまうのだ。自分が思うほど人は注目していないし、容貌や服装、ステータスがどうあれ、人間性まで変わることはない。その場に自分がいること自体が自分に対する評価なのである。

こういう人にお勧めしたいのは、「他人にこう思われるのではないか」という心配があるなら、人から言われる前に自分で言ってしまうことである。

前者なら「贅沢しちゃったなあ。でも必要だから、背に腹は変えられないってことかな」、後者なら「私、ちょっと浮いてるね。でも、個性的？　珍しい存在？」くらいのことを言えるといい。

不安を言葉にすることで、他人の心に疑心暗鬼になることだけはなくなるはずだ。

「そう思われてもいい。私もそう思ってるんだから」と開き直れるのである。

傷つきやすい人は、他人にどう思われるかを常に気にしているものである。それを心にためるから、指摘されると「やっぱりそう思われてたんだ」と「痛いところをつかれて」なおさら傷つく。

「指摘されなくても自覚している」ことを表明してしまえば、他人に言われる前に自分で痛いところをついてしまえば、ものすごく楽になることを知って欲しいと思う。

とくに傷つきやすい人ではなくても、他人の何気ない一言がグサリと心に突き刺さるような経験は多々ある。そんな場合でも、日ごろから自分のコンプレックスや「他人にこんなふうに思われるとイヤだなぁ」と感じていることを口に出しておくと、傷つく〝被害〟は最小限に抑えられるのではないだろうか。

「もともとは傷つきやすい人だった」と言う薬剤師のJ子さん（三十二歳）は、「自分が傷つかないための予防策」として、これを習慣づけた女性である。

「私、ドラッグストアで働くママさん主婦なのですが、近所に意地悪な人がいてね。私のことを逐一、チェックしてるんですよ。

出勤途中に会うと『まぁ、高そうな服ね。おニューでしょ？　稼ぎがいいのね。でも、お子さんがかわいそう。保育園に預けられるの、ホントはヤなのよねえ』とか、『ま、今日はお弁当？　お料理する時間もないなんて、大変ねえ』とか言うんですよ。

しょっちゅう会うから、今度はなにに言われるかと思うと怖くて、一時期はノイローゼになりそうでした。自分でも負い目を感じてるところを見事に突くから余計に辛くて……。でも、あるとき夫に、『自分で自分を貶めちゃえよ』と言われたんです。

なるほどと思いましたね。

それで、相手がしゃべる前に『今日はおニューの靴なんです。働いてると、靴がすぐいたむんです。出費も多くて、なんのために働いてるのかわからなくなります』、『たまには仕事を休んで、この子に罪滅ぼししなくちゃと思ってるんです。ようやく明日、休みがとれました』、『今回も町内会のお仕事ができなくてごめんなさい。いつか、挽回しますから』といったことを言うようにしました。

おかげで、負い目に感じていることがはっきりして対応策を考えられるようになったし、相手も楽しみを失ったみたいで傷つくことは減りました。

勤め先でもパートさんが何気なく『子育てが一段落したから、気楽に働けるわ』なんて言ったらもう、深く傷ついていたものですが、それもなくなりました。免疫ができたのでしょうね。

言葉にしないと、負い目を負い目のまま引きずっていたかも。その意味では、近所の奥様に感謝しています」

世の中には、人がイヤがることを言うことに喜びを感じる人もいるので、そういう人を拍子抜けさせる意味でも、この方法は有効である。少なくとも、無用の中傷を受ける機会は減るはずだ。

大切な人を亡くしたら……

人の命は無限ではない。それはわかっていても、大切な人を亡くすと、心にポッカリと穴があく。大きな喪失感に襲われ、なにをする気力も失うことがある。

そんなとき、私は無理に元気になろうと努力しないほうがいいと思う。大切な人の死に関する思いを洗いざらい出してしまうことのほうが大切だ。

「弱音を吐いてはいけない」、「めそめそと泣いてばかりいてはいけない」、「死んだ人は生き返らないのだから、自分を責めてもしょうがない。もっと気丈にならなければ」などと考えるのは立派だけれど、それが虚勢である限り、気負いが空回りするばかり。落ち込みはいっそう重くなる。

大切な人を亡くしたら、悲しんで当たり前だ。「あのとき、こうしていれば」というような悔いが残るのも致し方ない。なぜなら、その人にもっと生きていて欲しかったからである。その気持ちを封じ込めると、喪失感の穴はいっそう大きくなってしまうのである。

しばらく、うつになろうではないか。

うつというのは、「いま、前に進んでは危険だ」という警戒警報である。辛い変化が起きたときに体勢を立て直して問題に対処する、そのための時間をつくってくれるのがうつなのだ。

悲しむこと、苦しむことを恐れず、大切な人との思い出に浸り、存分に泣く。悔いが残っているなら、思い切って親しい人にその気持ちを打ち明けるのもいい。「どうして私より先に逝ってしまったんだ！」と怒りたければ、怒ってもいい。なにをする気も起こらなければ、なにもせずに悲しんでいたっていいのである。

そういう過程を経れば自然と、「仏様は、私がこんなふうに泣いて、自分を責めて、故人への思いだけを抱えて暮らすことを喜んではくれない」ことがわかってくるはずだ。「悲しんでばかりいないで、少しは行動しよう」という元気も少しずつ湧いてくるだろう。静かにそのときが来るのを待つ、そんな気持ちで日々を送りたい。

なんとか元気になろうとがんばり過ぎたり、むりに忘れようとしたりすると、同じようなうつ状態が数年後に襲ってくることもある。そんな場合も、少し立ち止まって故人を偲ぶことが大切である。

お父上をうつ病による自殺で亡くしたある俳優のTさんが雑誌で、「親父の死後四十余年が経って『偲ぶ会』というのをやりました。兄は『これを区切りに父のことを吹っ切る』と言っていましたが、僕は吹っ切るより背負っていくほうがいいと思っているんだよね。ほかの方々に『もう、ご安心ください』と知らせる意味であればいいけど、それはしょせん対外的なことであって、自分のなかでは生ある限り忘れられないことなのだから。あえて区切りをつけて明るく生きていきます、みたいに見せることもないんじゃないかって」と語っている記事を読んだ。

また、「僕は親父の死を通してなにも学習せず、いい加減に生きてきちゃったから」と自嘲気味に言いながら、「この十年、自分自身がうつと闘ってきた」ことを告白している。そして、「どこかで自分も親父と同じ道を辿らなければいけない気がして、いつの間にか自己暗示をかけていたのかもしれない」と分析している。

高校一年生のときに父上を亡くした彼は、うつ病を体験して五十八歳になったいま、ようやく自死した父親のことを冷静に受け止められるようになったという。

この話でもわかるように、大切な人の死はそう簡単に乗り越えられるものではない。いや、いつまで経っても乗り越えられないことのほうが多い。事あるごとに悲しみがぶり返したり、「もし彼（彼女）が生きていたら」と考えたりしてしまうのは、自然なことでもあるのだ。

そういう思いを引きずりながらでも、日常の流れに身を任せて立ち上がることはできる。Tさんのように、「背負っていく」気持ちで大切な人の死と向き合うのも、一つの生き方であると思う。

悲しみはガマンしないで

死だけではなく、別れがもたらす喪失感というのもある。失恋、離婚、子どもの巣立ち、友人との喧嘩や別れ、転勤・異動……さまざまな場面で、人は喪失感を体験する。その人への愛着が強ければ強いほど、喪失体験による悲しみや辛さ、苦しみは大きいだろう。

うつになってしまうのは、その人に向けていた愛情とエネルギーが行き場を失うからである。うつ症状は「愛情とエネルギーの新しい行き場を探そうよ」というサインでもあるのだ。

そんなときは、大切な人を亡くしたときと同様、とにかく悲しみや苦しみをガマンせずに吐き出すことが大切なのと同時に、冷静に現実を見つめることも必要だ。

たとえば、失恋したとする。当初は、愛する人を失った悲しみでいっぱいになるだろう。しかし、時間をおいて冷静になれば、「このままつき合いを続けていても、ぎくしゃくする関係に辛い思いをするだけだった。別れてよかった」、「運命の人ではなかったんだ。深追いしてもしょうがない」、「世の中で、彼（彼女）一人が男（女）ではない。いい人に巡り会うチャンスはこれからもある」と考えられる可能性は高い。

未練たっぷりに「彼（彼女）しか愛せない」としか考えられないにしても、「いつまでも、もう一度振り向いてくれるのを勝手に待っていよう」などという形で、一応の区切りはつけられるだろう。

恋人にしても親友にしても、あるいは自分にとってかけがえのない仕事のパートナーにしても、よくよく考えれば「自分のそばからいなくなったとしても、それで生活ができなくなるわけではない」とわかる。

彼または彼女がいない環境のなかで、新しい人間関係やライフスタイルを築くことも可能なのだ。なにが起きても時間は変わりなく過ぎていくのと同じである。

それに、単に転勤・異動・引越し等で親しい人が遠くへ行ってしまった場合なら、そんなに悲しんだり、苦しんだりすることはない。気持ちが通じ合っていれば、距離を隔ててまた、新たな関係を構築できるではないか。互いが別の環境に置かれることで〝知り合いの輪〟が広がるわけだから、むしろ喜ぶべきことだとも言える。

そんなふうに、ある種の開き直りが得られたとき、そのときがいままでの愛情とエネルギーを別の人や物事に向けるチャンスだと捉えたい。気持ちも新たに行動する元気が湧いてくるからだ。

友人の誘いに乗って合コンに出かけるもよし、かねて興味をもっていた趣味の世界に飛び込んでみるもよし、関心のあるサークル活動に参加してみるもよし、インターネットを通じて新しい友人を得るもよし……なんだっていい、行動すればどこかで、新しい人間関係が生まれたり、熱中できるものに出合ったりなど、愛情とエネルギーの新しい〝行き場〟が見つかるに違いない。

ただし、この場合に気をつけたいのは、アルコールに溺れたり、パチンコなどのギャンブルや買い物に熱中したり、とにかく身近な快楽に救いを求めて、一時的な現実逃避をしないことだ。アルコールに溺れればうつ症状が加速するだけではなく、体まで壊す。快楽に身を投じれば、資産を失うことはもちろん、ダメな自分を責めて重篤なうつ症状を来たすだろう。

別れた人のことを「忘れよう」と思ってそんなことをするくらいなら、飽きるまで思い出して、とことん落ち込んだほうがいい。そのほうが、考えて行動する、その正しい判断ができるのである。

第4章

うつの人への上手なサポートと、受け入れるコツ

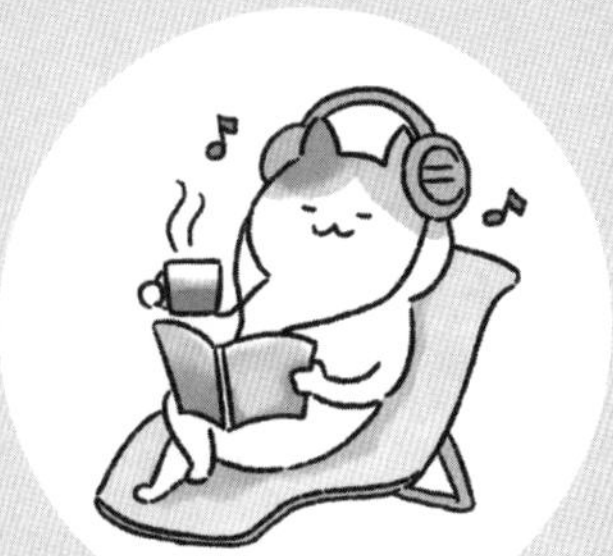

真面目ながんばり屋さんほどうつになりやすい

うつになった患者さんのなかには、「なんとか自分で乗り切ろうとがんばったのですが」と言う人が多い。「やる気が起きないのは、自分が怠け者だからだ」と勝手に診断し、ギリギリまでがんばってしまったわけだ。

もちろん、うつは言ってみれば「心の病」だから、精神科を受診するのをためらう気持ちも強かったのだと思う。

しかし、これまで述べてきたように、うつは決して怠け者がかかる病気ではない。むしろ、真面目ながんばり屋さんが陥りやすい疾患である。なにも恥じることはない。「よくぞここまでがんばった」と自分を誉めてやってもいいくらいなのだ。

うつであることを隠そうとすると、それこそ周囲から「怠け者」のレッテルを貼られて辛い思いをする。そうならないためには、一人でがんばろうとせずに、周囲に自分がうつであることを明らかにして、「助けて欲しい」と協力を仰ぐのが一番である。

実際、うつと闘ってきた多くの人が、「告白して気持ちが楽になった」と言っている。

私の診療体験からも、「私はうつ病です」と大っぴらに言える人のほうが、病気をひた隠しにしようとする人より回復が早いことを実感している。

なぜか。人に隠そうとすると、それがまた心の負担になりかねないからだ。弟の北杜夫のように、「今日はうつでね」と言って憚《はばか》らないくらいのほうがいい。周囲もそれなりの接し方ができるというものである。

幸い、うつへの理解はかなり浸透して

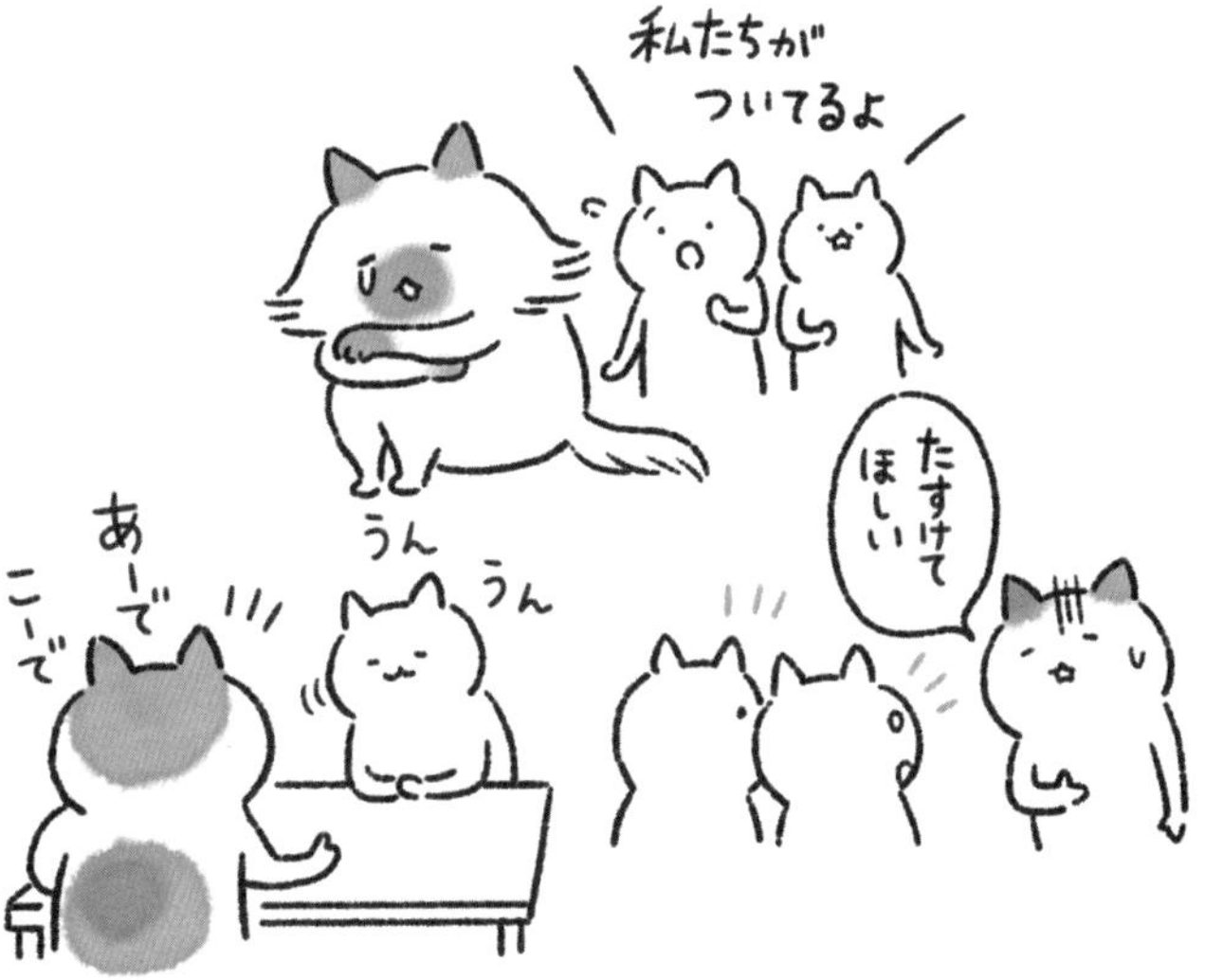
私たちが
ついてるよ
たすけて
ほしい
あーで
こーで
うん
うん

きた。職場でもさまざまな形で、うつになった社員をサポートする体制が整いつつある。うつになってしまったら上司にきちんと話し、しばらく休暇をとるなり、強いストレスになっている仕事の負担を一時的に減らしてもらって通院で治療するなり、症状の度合いや状況に応じた対応ができる時代になってきたのだ。

なかには、上司に「ちゃんと治療を受けて、元気になって帰って来い」と快く送り出され、「その言葉だけで気持ちがスーッとした」と言う人もいる。

案ずるより生むが易し。なかなか言いにくいことかもしれないが、少なくとも家族や直属の上司など、身近な人にはうつであることを話し、彼らの協力を得ながら治療に臨んで欲しいところである。

うつになったと感じたら、「これは、これ以上がんばり過ぎないで、という警鐘だ」と捉えて精神科の門を叩き、周囲に理解を求めることが非常に大切なのである。

うつの人への周囲のサポート、そのノウハウ

うつ病の治療には、家族の協力と理解が不可欠である。これがないと、治療はなかなかうまく進まない。家族は常に、「私たちはいつだってあなたの味方」という温かい気持ちで接することが大切だ。

そもそも、本人が病院へ行きやすいようにするのも、家族の役目の一つである。患者本人が「うつ病かもしれない」と自覚して受診するのがベストではあるものの、症状があるのに病気だと認めたがらない人はまだまだ多い。そんな場合は、家族の目から見て「なにか変だ」というときはうつ病を疑い、家族がまず精神科へ相談に行くと良いだろう。

精神科は敷居が高いと感じている患者も、家族を足がかりにすれば、抵抗感がなくなる。家族がうつ病を十分に理解して、「このまま放置していると、どうなるか。でも、薬を飲みながらゆっくり休めば、必ず治る病気だ」ということを話して聞かせれば、患者本人も受診しようという気持ちになれるのである。

体の不調ややる気のなさはすべて、うつ病に起因すること、治療すれば必ず治る病気であることを本人が自覚する、そこからうつ病の治療はスタートする。

心配し過ぎない、励まし過ぎない

身近な人がうつ病になると、どう接したらいいか困ってしまう人が大半だろう。「下手な言葉はかけられない。何気ない一言で傷つけるようなことがあったら大変だ。かと言って、無視すれば、なおさら傷つくかもしれない」と、つい身構えてしまうのだ。

最近は対応策の一つとして、「決して『がんばって』とか『しっかりして』といった言葉を使ってはいけない」ことが認知されてきたが、その〝ルール〟さえもすべての人に当てはまるわけではない。

というのも、患者のなかには「私はもう、『がんばって』と言われる資格もないのか」と、さらに落ち込んでしまう人もいるからだ。

もちろん、もう十分にがんばってきて、その結果うつ病になった人に対して、これ以上がんばれと言うのは酷な話なので、うつ病患者に「励ます」のがタブーな点は言うまでもない。ただ、「こんなことを言うと傷つけてしまいそう」と心配し過ぎるのは良くないのだ。その気遣いを感じた患者が「私はそんなに大変なのか」と不安になるから。

といったことを言うと、「もう、どうしていいかわからない！」という悲鳴が聞こえてきそうだが、要するに重要なのは「励まし過ぎず、心配し過ぎず、身構えないで、自由に接する」ことである。

難しいと感じるかもしれないが、これは人づき合いのルールと同じ。あまり干渉せずに温かく見守り、本人にその気がないのに「散歩に行こう」と誘ったり、「体に毒だから、もっと食べないとダメだよ」とお節介をやいたりしなければ、それでいいのである。

弟の北杜夫のうつ病と、長い年月つき合ってきた喜美子夫人は、「うつになって落ち込んでいるときの心の綾までは、私にだってわかりにくい。家族であっても、なかなか理解できないものです。だから、あまり干渉しない。それが、うつを病む人とうまくやっていくコツかもしれません」と語っている。

うつ病になった家族が家でゴロゴロしていたり、なにをするにも億劫がるのを見ていたりすると、つい言葉をかけたくなるものだが、そこはガマン。本人のなかにエネルギーが満ちるまで、気長に待つ気持ちでいて欲しい。

本人の話をひたすら聞く

うつ病になると、「人に会いたくない」という気持ちが強くなる。しかし同時に、一人でいることに孤独を感じる。だから、触れ合える唯一の相手である家族が自分の言うことに耳を傾けてくれると、その温かさをなによりの支えに感じるものだ。

決して本人にむりやり話をさせようとはせず、でも本人が重い口を開いてポツリ、ポツリとなにかを話し始めたら、静かに、ただひたすら聞いてあげるのがいい。それも、言葉をはさまずに、「話をちゃんと聞いている」ことを示す相槌を打つ程度がベストだ。

うつ病の人はとかく発言が暗くなりがち。話す言葉はマイナス思考による愚痴が大半だと思うが、それに対して「そういう考え方はおかしい」と責めたり、「もっと前向きに考えるべきだ」などと押しつけがましく言うと、元気づけようと思ったのに逆に追い詰めてしまう結果になる。

私たち精神科医も、うつ病の患者には「あなたの気持ちはよくわかります」という友好的な態度で接している。身の上相談ではないので、精神科医が回答者になってアドバイスを与えるのではなく、本人が話すことによって心を整理し、解決法を自ら導き出す手伝いをするのだ。家族も同様の気持ちで会話につき合って欲しい。

ただ、腹が立ったり、心配になったりしたときには、穏やかな言葉で気持ちを率直に伝えたほうがいい場合もある。気持ちを抑えてガマンしていると、それが言葉や態度の端々に現れて、かえって患者の気持ちを傷つけてしまいかねないからだ。

たとえば、主婦の方がうつ病になったようなとき、がんばって料理などをしようと試みるのだが、はかどらないことがある。見ているほうは「無理してがんばるな。じっとしてろよ」と怒りを覚えることもあるだろうし、「ちゃんとできなくて、また落ち込むんじゃないか」と心配することもあるだろう。

そんな場合、本人がやろうとすることを責めるのではなく、「家事は大変だよねえ。しんどいでしょう？　疲れるといけないし、私も家事は苦手だから、今日は出前を取ろうか」と心配な気持ちを表明しつつ提案してみたり、「一人では大変だ。時間もかかるし、後でぐったりしちゃうんじゃないかと心配だし、みんなで分担してやろうよ」とさり気なく協力を申し出たり、なんらかの解決策を検討するのも一つの方法である。

自重したいのは、「どうして、やる気が起きないのか？」などと、原因を追求するような言葉を向けることだ。抑うつ状態のためにやる気が起こらないのであって、それ以外の原因がはっきりしない場合が多いからだ。

言われた本人は、「どうして」と聞かれると、自分を責められているような気持ちになり、ますます落ち込むことになる。

うつ病でなくたって、「こんなにいい天気の休日だっていうのに、どうしてどこにも出かけないの？」なんて言われると、誰しもいい気持ちはしない。「家にいちゃいけないのか」と反発したくさえなる。単に理由を尋ねられているのではなく、非難されているように感じるからだ。うつ病の人においては、もっと辛い言葉に聞こえると心得ておきたい。

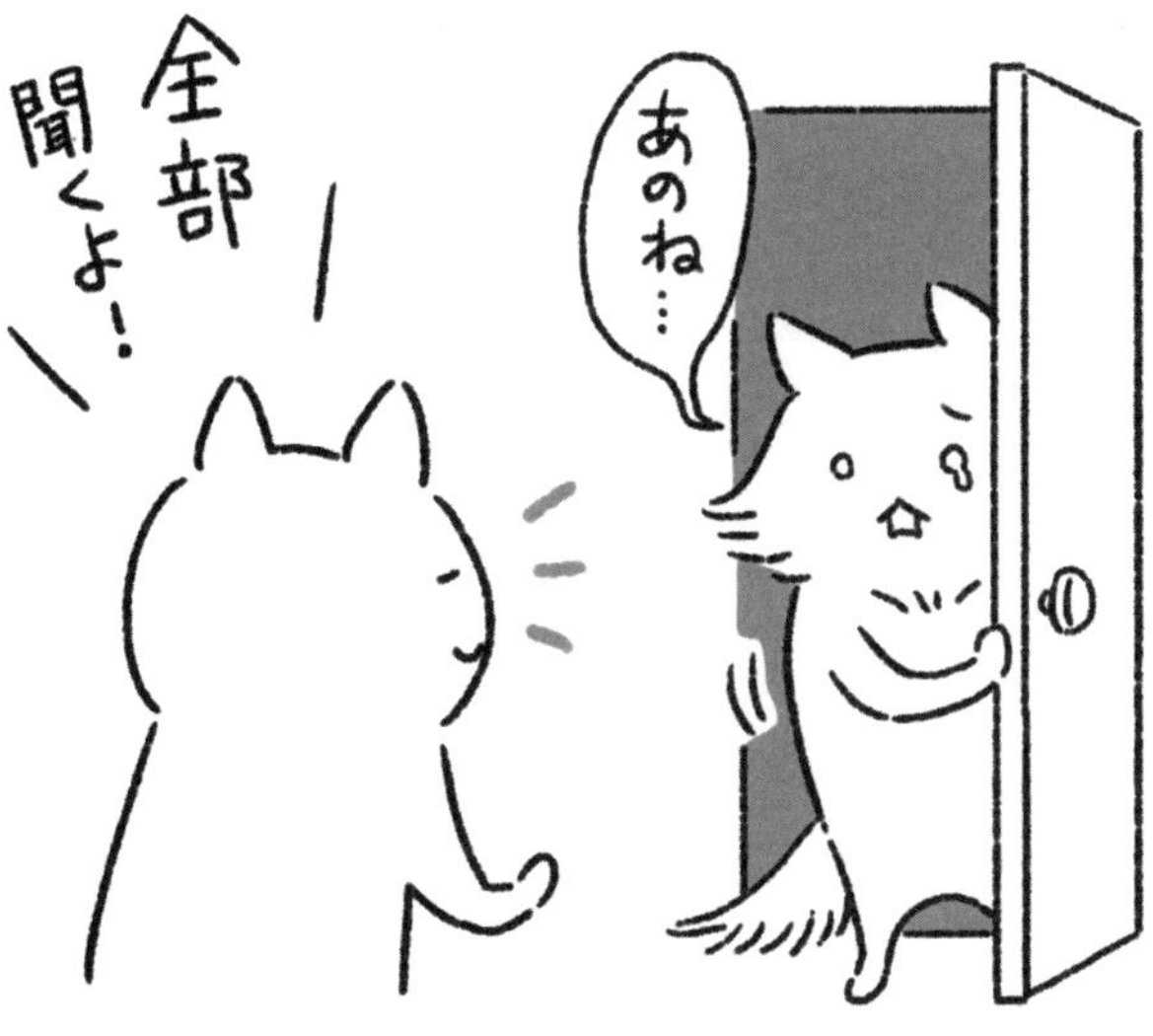

うつの症状が重いときは

うつ病の人はそうなった自分を情けなく思っているので、とくに症状が重いときは、元気のいい人を見るだけで自分と比べてますます落ち込んでしまう傾向が強い。家族は、「うつ病から立ち直って元気にしている人の話を聞かせると元気づけられるだろう」とか、「難病と闘っている人をドキュメントしたテレビ番組を見せれば、自分もがんばらなければという気持ちになるだろう」といったことを考えるかもしれないが、それは逆効果である。

本人にしてみれば、「元気でがんばってるヤツの顔なんか見たくない。話も聞きたくない。頼むから、放っておいてくれ」という気持ちになるのだ。

同様の意味で、本人が人に会いたい気持ちになるまでは、見舞い客を断る配慮も必要だ。会社の同僚や親しい人が見舞いに来てくれるのはありがたいが、彼らは「とにかく元気づけよう」とがんばってしまいがち。賑やかに騒いで帰った後、元気づけられるどころか、逆に落ち込みが激しくなる例はたくさんある。

うつ病の治療においては、それほど重症ではなくても、入院したほうが回復が早い場合も多い。うつ病の治療の基本は休息と薬物療法なのだが、環境を変えることも重要。主婦にとって自宅で休むことは真の意味で休養にはならない可能性が高いし、サラリーマンや学生が自宅にいると「会社（学校）にも行かずに家でグータラしている」罪悪感に苛まれることもある。いっそ入院したほうが、「病気を治療する目的でここにいる」と納得できるため、気持ちがらくになるわけだ。

実際、入院治療をして、驚くほどの回復を見せる患者さんはたくさんいる。患者さんにとって、家にいれば「家族に心配をかけてすまない」と感じるシーンが多々あるもの。これが意外と辛い。入院したほうが、しじゅう家族の心配を気にかけることもなく、一人でのんびりと過ごす時間を長く持てるメリットがある。

他方、家族にとっても、「本人が苦しむ様子を見ているのが辛い」状況に苦しめられることは多い。気遣いも相当なものだろう。入院させたほうが、少しは安心なのではないだろうか。

うつ病患者をサポートする家族は、入院治療を視野に入れて、最善の治療を検討してみて欲しいと思う。

職場に必要なメンタルヘルス

最近では、職場の診療所などで精神科医の相談を受けられるなど、社員のメンタルヘルス向上のための配慮をするところが増えてきた。なかには、本人のプライバシーを尊重して、社外に相談機関を置くところもあると聞く。

これは大変、けっこうなことだ。症状があまりひどくならないうちに相談することができるし、こういう機関が社内外にあれば、社員の〝心の健康〟に対する理解も深まるからだ。この種の機関は、必要に応じて職場に働きかけて、環境の改善や異動などを検討してもらうこともできるので、メリットは大きい。

現代は、うつ状態に陥っている部下がいるのに気づかない上司がいると、上司の管理能力そのものが問われる時代でもある。上司もまた、部下のメンタルヘルスに敏感になってきたと言えよう。

そういうシステムが整備されていない職場でも、うつ病の人をサポートしていくためには、周囲の理解が必要なことは言うまでもない。精神論を振りかざすことなく、いかにすればうつ病の人が以前と同じように働けるのかを考える雰囲気づくりがあって然るべきだ。

そのうえで、職場の人は有効な解決策をとらなければならない。

働きながら治療をする場合は、異動も有効な解決策の一つだろう。しかし、ストレスの少ない職場に移ったからといって、すぐに症状が改善するわけではないので、時期尚早の結果を求めるべきではない。少しずつペースを取り戻せるよう、周囲の人が配慮する必要がある。

その際、本人とよく相談して、うつ病であることを誰に、どのような形で伝えるかを決めることも大切だ。自分がうつ病であることは、そうそう誰にでも打ち明けられることではない。その気持ちを尊重しながらも、「うつのために負担になっている仕事を減らす、このことを理解してもらわなければ、周囲の人は『どうして？』

と不審に思い人間関係がぎくしゃくする可能性もある」ことを含めて話し合い、双方が納得して協力体制をとれるようにしなければならない。

もちろん、誰彼かまわず「あの人はうつだ」と、と言いふらすような心無い人が現れないよう、伝えた人には十分にうつ病の人のプライバシーを尊重してもらう必要もある。

自殺を防ぐための心がけ

抑うつ症状が進み、将来への絶望感が強まると、うつ病の人は自殺しようと考えるようになる。ベッドから起き上がることもできないほど重症なときは、自殺するだけのエネルギーもない状態なので、実行に移す危険性は比較的低いのだが、回復に向かいかけているとき、あるいは進行しつつあるときは、非常に危険だ。

うつ病の人はすべて、自殺願望を持っていると言っても過言ではない。自殺をほのめかしたり、手紙や写真を処分したり、自傷行為が目立つようになったりなど、なんらかの兆候があって、それを察知できれば家族も対応のしようがあるが、そうではない場合も多い。なんのサインも出さずに、ある日突然、行為に及ぶことが少なくないのだ。

だから家族は、「まさか自殺はしないだろう」などと甘く見てはいけない。絶えず、気を配る必要がある。

また、よく「自殺未遂を繰り返す人は、見せ掛けだけ。本当に死ぬことはない」と言われるが、それも間違いである。狂言でない限り、一度自殺をした人は二度する可能性が高く、いつも未遂に終わるとは限らないのだ。自殺未遂に終わったからと言って、家族は安堵することなく、しばらく入院させるなど万全の態勢で臨むべきである。

うつ病から自殺に至るなんて、本人にとっても家族にとっても、これ以上辛いことはない。そうならないように、本人や家族はどんな心がけを持ち、どう行動すればいいのかを知っておいていただきたいと思う。

「死んではいけない」

うつが重くなると、ともすれば「死ねるものなら死にたい」という方向に傾いてしまう心を現世へと戻すには、日ごろから「自殺だけはしてはいけない」と自らの脳裏に刻んでおくことが大切だ。万が一のときに、自殺を思いとどまる〝楯〟となる。と同時に、周囲の人が「自殺だけはしてはいけない」ことを十分に言い聞かせておくことも必要だ。

ピューリッツアー賞作家のウィリアム・スタイロンは、うつ病に苦しんでいたとき、新聞のコラムニストとして活躍する親友が、いつも電話で「自殺だけはしてはいけない」と戒め続けてくれた。彼のおかげで、治療を続けて回復することができたと言っている。その親友は躁うつ病に悩んだ経験がある人だったそうなので、スタイロンの死にたくなるような気持ちがよく理解できたのだろう。あるいは、自分自身への戒めの言葉でもあったのかもしれない。

また、衝動的に自殺してしまうことのないよう、自分の身を「簡単に死ねる」状況に置かないことも必要だ。ナナさんが「カミソリを全部隠したり、捨てたりした」ように、物心ついたころから自分の存在意義を見出せずにうつと闘ってきたフリーライターのNさんが「危なくなると、飛び降り自殺を妨げるために、窓の開かないホテルに行く」と言っているように、自分で死にたい気持ちを防ぐ環境に逃げ込むのである。自殺願望があろうとなかろうと、日ごろから「死んではいけない」と繰り返し強く自らを戒めること、自殺をしたい気持ちが首をもたげてきそうになったら、死ぬ手段が見つからない環境に身を置くこと、それが本人にできる最大の自衛手段でもあるのだ。

家族にできる自殺を防ぐ手だて

うつ病になった人が「死にたい」とか「生きていてもしょうがない」、「死んだほうがましだ」、「みんなのお荷物になるから死ぬしかない」といったことを口走るようなら、家族が誠心誠意話し合う場を持つことが重要だ。

その際、「死にたいほど辛い気持ちはよくわかる」と共感したうえで、「でも、あなたが苦しいのは病気のせいなのだから、病気さえ治れば辛い気持ちは消える。病気は必ず、治る。そうすれば、本来のあなたを取り戻すし、悲観的な考えもウソのように消える。家族はみんな、あなたに生きていて欲しいと思っている。あなたが死んだら、家族はどれほど辛いか。心の傷は一生消し去ることができない。それは、あなたがいま辛い気持ちを消し去ることができないのと同じように、辛いことなのだ」と、繰り返し辛抱強く、こんこんと伝えていくことが大切だ。

間違っても、「なにをバカなこと言ってるの」と一笑に付したり、聞こえないフリをしたりしてはいけない。「自殺したい」発言は繰言《くりごと》のように聞こえるかもしれないが、本人は本気なのだ。家族も本気で受け止め、「自殺だけはしないで」という切実な願いを伝える必要がある。また、自殺できない環境にしておき、監視を怠らないことも重要である。具体的には、①睡眠薬やナイフ、ロープ、ヒモなどを本人から遠ざける　②リビングや患者の居室をこまめに掃除して、遺書の有無をチェックする　③窓から飛び降りないよう、一階に寝かせる。マンションの高層階に住んでいる場合は、本人が開けられないよう厳重に窓をロックしておく　④患者を家に一人残して外出しない　⑤患者が外出するときは、必ず家族が付き添い、衝動的に電車や車に飛び込むのを防ぐ　⑥心配そうな顔をせず、監視している素振りも見せず、なにもしなくていいからごく自然に、穏やかな表情で、誰かが患者のそばについていているようにする　⑦患者が医師の指示通りに薬を飲んでいるかどうかをチェックする――といったことが必要だ。

回復後のうつとのつき合い方

繰り返し言うが、うつは必ず治る病気である。抗うつ剤を飲み、休養をとったり、カウンセリングを受けたり、適切な治療を進めていくうちに、いずれ気分は安定してくる。こうした状態を「寛解」と呼ぶのだが、この寛解段階になると、うつ病になる人はもともとがんばり屋さんなのですぐに、「もう、薬はいらない。あとは自分でなんとかする」と言い出す傾向がある。

しかし、うつは再発しやすい病気でもある。風邪とは違って、症状がおさまったからといって、もう薬は不要……というわけにはいかないのだ。症状が消えても、脳内の神経伝達物質のバランスはまだ正常ではないので、量を少しずつ減らしながら飲み続ける必要がある。薬をやめてしまうと、症状がぶり返し慢性化する恐れもあるから、注意したい。

事実、アメリカで実施された追跡調査によると、重いうつ病から回復した後、抗うつ剤を飲まなかった人の半数以上が一年後に再発していたという報告がある。他方、抗うつ剤を飲んだ人では、再発はほぼ十人に一人の割合まで抑えられている。

医師は、自殺が多いのも寛解期であることを踏まえて、また再発を予防するためにも、投薬を続けるよう指示するのである。通常の生活に戻った後も、一年間は飲み続けるのが原則である。

うつをプラスに変える生き方

うつ病は、自分が本当に望んでいる生き方に気づくきっかけともなりうるものである。うつに追い込まれる理由はさまざまだが、自分が望まない生活をしていたためであることも多い。世間一般の横並び発想から「自分の人生はこうあるべきだ」と選択した生き方であったがゆえに、ムリが重なった可能性も高い。

落ち着いたら、自分がどう生きたいのか、正直なところを心に問いただし、自分らしい生き方を探ってみてはいかがだろう。場合によっては、それまでの生き方とは百八十度違う、新しい道が見つかるかもしれない。

うつの患者さんの多くが、発症をきっかけに自分を見つめ直し、自分が本当に望んでいることを探し当てて、自分らしい生き方を手に入れている。

もちろん、「早く見つけなければ」と焦る必要はないし、すぐに新しい生き方が見つからないからといって落ち込むこともない。いままでの生き方が自分に合っているのだ、がんばり過ぎなければ楽しく過ごせるのだという結論でもいい。

うつ体験をプラスに変える生き方、「うつになったおかげで、頭のなかの靄《もや》が晴れて、人生のいろいろなことがクリアに考えられるようになった」と言える人生を構築して欲しいのだ。そして、前述した仕事術や生活術を参考にしながら、八十点主義をもって、がんばり過ぎずに明るく生きていこうではないか。

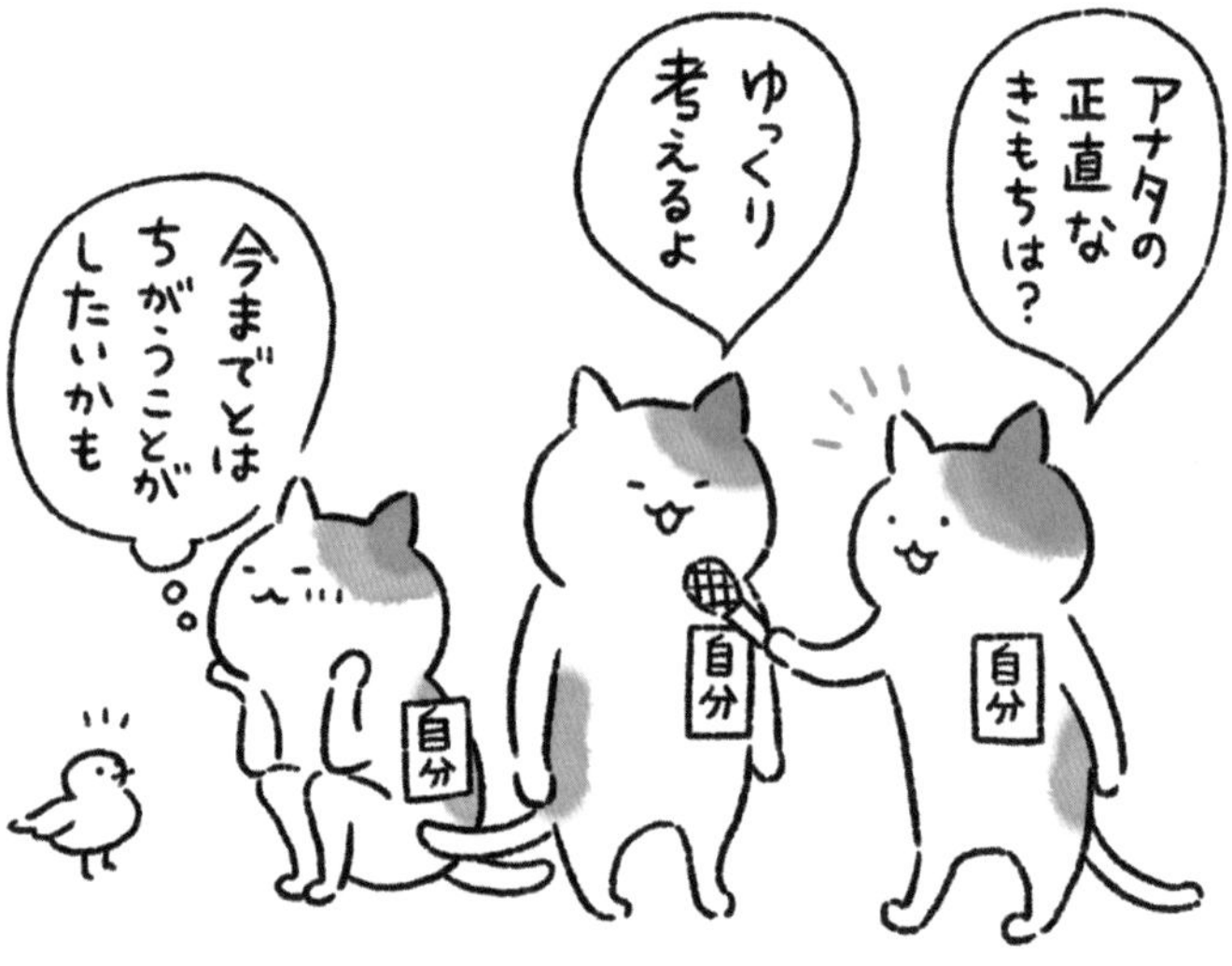
アナタの
正直な
きもちは?
ゆっくり
考えるよ
今までとは
ちがうことが
したいかも
自分
自分
自分

本書は２００３年『うつを気楽に癒すには』（青山書籍）を改題、再編集したものである。

うつを気楽にいやす本

心の名医モタさんの処方箋本

2017年10月16日　初版第1刷発行

著　者　斎藤茂太

カバー・本文イラスト　ミューズワーク（ねこまき）

発行者　笹田大治

発行所　株式会社興陽館
〒113-0024
東京都文京区西片1-17-8 KSビル
TEL03-5840-7820
FAX03-5840-7954
URL http://www.koyokan.co.jp

装　丁　長坂勇司（nagasaka design）

校　正　結城靖博

編集補助　宮壽英恵

編集人　本田道生

印　刷　KOYOKAN,INC.

DTP　有限会社ザイン

製　本　ナショナル製本協同組合

ISBN978-4-87723-220-7 C0095